Mosaik
bei GOLDMANN

Buch

Eine Diät-Revolution: Die Stufen-Diät gibt all jenen Hoffnung, die schon alles versucht haben, um ihre Traumfigur zu erreichen, und dabei ihr Übergewicht nicht verloren haben. Der Clou: Während der Diät wird kontinuierlich die Kalorienzahl gesteigert und so das Gedächtnis der Fettzellen ausgetrickst, überflüssige Kilos schwinden und der Jo-Jo-Effekt wird verhindert. Unterstützt wird das Programm durch eine ausgewogene Ernährung mit Mikronährstoffen sowie gezielten Bewegungsübungen, die die Fettverbrennung fördern und den Stoffwechsel ankurbeln. Neben den Grundlagen der Stufen-Diät bietet das Buch einen kompletten Ernährungsplan mit köstlichen Rezepten. Die Autorenschaft widmet sich außerdem dem psychologischen Aspekt, der hinter jeder Gewichtsreduzierung steckt – denn eine erfolgreiche Diät beginnt bereits im Kopf.

Autoren

Prof. Dr. Peter Axt ist Gesundheitswissenschaftler, renommierter Autor und Berater von Führungskräften und Hochleistungssportlern. Die von ihm entwickelte und erfolgreich angewendete Stufen-Diät ist ein eingetragenes Markenzeichen von Professor Axt.

Dr. Michaela Axt ist Ärztin und Medizinjournalistin. Sie publiziert in Fach- und Publikumszeitschriften.

Sylvia Buntfuß, diplomierte Sozialpädagogin, leitet ein Gesundheitszentrum in Oberbayern und veranstaltet Stufen-Kurse sowie Seminare für Stressabbau. Sie war an der Entwicklung der Rezepte maßgeblich beteiligt.

Gottfried Mangelkramer war als Koch und Chefkoch in namhaften Hotels in München tätig. Er setzte die Rezepte in diesem Buch in die Praxis um.

Von Prof. Dr. Peter Axt und Dr. Michaela Axt außerdem bei Mosaik bei Goldmann

Vom Glück der Faulheit (16445)

Prof. Dr. Peter Axt
Dr. Michaela Axt
Sylvia Buntfuss
Gottfried Mangelkramer

Die Stufen-
Diät

Der sichere Weg zur Traumfigur

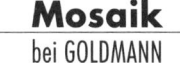

Mosaik
bei GOLDMANN

Die Ratschläge in diesem Buch sind von den Autoren und dem Verlag sorgfältig erwogen und geprüft, dennoch kann eine Garantie nicht übernommen werden. Eine Haftung der Autoren bzw. des Verlags und seiner Beauftragten für Personen-, Sach- und Vermögensschäden ist ausgeschlossen.

Umwelthinweis
Alle bedruckten Materialien dieses Taschenbuches
sind chlorfrei und umweltschonend.

Vollständige Taschenbuchausgabe Dezember 2002
2002 Wilhelm Goldmann Verlag, München,
ein Unternehmen der Verlagsgruppe Random House GmbH
© 1999 F. A. Herbig Verlagsbuchhandlung GmbH, München
Alle Rechte vorbehalten
Umschlaggestaltung: Design Team München
unter Verwendung eines Fotos von Mauritius/Scholey
Satz: Filmsatz Schröter GmbH, München
Druck: GGP Media, Pößneck
Verlagsnummer: 16446
Kö · Herstellung: Max Widmaier
Printed in Germany
ISBN 3-422-16446-X
www.goldmann-verlag.de

1 3 5 7 9 10 8 6 4 2

Inhalt

TEIL 1

1. Kapitel:

2. Kapitel:

3. Kapitel:

4. Kapitel:

5. Kapitel:

6. Kapitel:

7. Kapitel:

TEIL 2

8. Kapitel:

Die Stufen-Diät für Top-Figur und Höchstleistung

Sie haben schon jede Diät ausprobiert?
Sie nehmen dennoch Jahr für Jahr an Gewicht zu?
Sie sind unzufrieden mit Ihrem Aussehen und Gewicht?
Ihre Leistungsfähigkeit hat in den letzten Jahren nachgelassen, Sie sind häufig müde und abgespannt?

Wenn Sie diese Fragen bejahen können, dann sollten Sie die Stufen-Diät – unser neues Diät- und Lebensstilkonzept – unbedingt ausprobieren und damit den Teufelskreis von Abnehmen, Zunehmen und Leistungsverlust endgültig durchbrechen.

Erstmalig wird in diesem Diätkonzept der hungerstillende Fasteneffekt mit einem stufenweisen Kalorienaufbau kombiniert.

Ein speziell entwickeltes mentales Trainingsprogramm verhindert, dass Sie nach der Diät in die alte, falsche Lebensweise zurückfallen. Dadurch wird ein dauerhafter Diäterfolg möglich.

Sinnvoll ergänzt wird die Diät durch ein für jedermann leicht durchzuführendes Bewegungsprogramm zur Muskelerhaltung und Optimierung der Fettverbrennung.

Sie erfahren außerdem, mit welchen Vitalstoffen, die Sie in jeder Apotheke erhalten, Sie die Fettverbrennung maximal ankurbeln und den Diäterfolg unterstützen können.

Kaum zu glauben, aber mit der Stufen-Diät können Sie immer mehr essen und dennoch abnehmen! Einen optimalen Effekt für Gesundheit und Figur erzielen Sie, wenn Sie ein- bis zweimal jährlich die Stufen-Diät durchführen. Wenn Sie kein Übergewicht haben, reicht eine einwöchige Kur zur Steigerung des Wohlbefindens, bei Übergewicht dürfen Sie bis zu vier Wochen kontinuierlich abnehmen. Wenn Sie unter Krankheiten leiden, sollten Sie die Diät unter Beobachtung und mit begleitender Beratung Ihres Hausarztes oder in einer von Prof. Dr. Peter Axt lizenzierten Einrichtung durchführen.

So ziehen Sie den größten Nutzen aus diesem Buch

▶ Wir beschreiben in diesem Buch ein neues Ernährungskonzept für alle, die dauerhaft schlank und fit bleiben wollen.

▶ Den größten Nutzen für Ihre Diät ziehen Sie aus diesem Buch, wenn Sie es zuerst komplett durchlesen, um das Gesamtkonzept zu verstehen. Danach sollten Sie sich noch einmal mit dem praktischen Teil unserer Ausführungen beschäftigen und anschließend unsere Empfehlungen in die Tat umsetzen.

▶ Erfolgreich werden Sie nur sein, wenn Sie sich zunächst exakt an den vorgegebenen Plan halten. Mit der Zeit lernen Sie aber, Kalorien und Nahrungsmengen besser einzuschätzen, und können dadurch auch zwischen den Diätphasen Ihre Ernährung so gestalten, dass Sie Ihr Gewicht problemlos halten können.

▶ Beginnen Sie nach der ersten Lektüre dieses Buches nicht überstürzt mit der Diät. Planen Sie den Start langfristig und wählen Sie den Zeitpunkt, an dem Ihr neuer schlanker Lebensabschnitt beginnen soll, sorgfältig aus. Warum nicht jeder Zeitpunkt geeignet ist und wie Sie den idealen Termin finden, erfahren Sie in diesem Buch.

▶ Ganz wichtig sind auch unsere Empfehlungen zum Bewegungsprogramm. Planen Sie deshalb wöchentlich feste Zeiten für Ihr Sportprogramm ein, und lassen Sie sich durch nichts von diesen wichtigen Terminen abbringen.

▶ Die Diät ist ausgewogen und enthält wichtige Vitamine, Mineralstoffe und Spurenelemente. Dennoch empfehlen wir, während der Diät und auch anschließend den Organismus durch speziell ausgesuchte Mikronährstoffe zu unterstützen. Dadurch wird die körperliche und geistige Leistungsfähigkeit langfristig verbessert. Heißhungerattacken, die in vielen Fällen auf einem Mangel an wichtigen Nährstoffen beruhen, wird so vorgebeugt.

TEIL 1

1. Kapitel

Warum so viele Diäten scheitern

In diesem Kapitel erfahren Sie,

- warum Sie mit häufigen Diäten immer dicker werden können,
- wie Fettzellen auf Nahrungsentzug reagieren,
- welche Geschichten über Diäten Sie nicht glauben sollten,
- worauf Sie am Ende einer Diät besonders achten sollten,
- was wir unter einer erfolgreichen Diät verstehen,
- warum die Stufen-Diät alle Kriterien einer erfolgreichen Diät erfüllt.

Glauben Sie nicht, was Ihnen bisher über Diäten erzählt wurde

Fast jede Frau und zahlreiche Männer haben in der Vergangenheit schon eine oder auch mehrere Diäten ausprobiert. Kein Wunder, dass sich gerade auf diesem Gebiet jeder für einen Profi hält. Wenn Sie nun beschließen abzunehmen, werden Sie deshalb von allen Seiten mit »guten« Ratschlägen überhäuft werden. Jeder kennt ein Geheimrezept, mit dem sich leicht, mühelos und dauerhaft abnehmen lässt. Doch Vorsicht! Nicht jeder selbst ernannte Fachmann weiß, wovon er spricht. Manche Tips können sogar langfristig der Gesundheit schaden.

Prägen Sie sich deshalb die nachfolgenden Punkte gut ein. Sie können sich so vor unangenehmen Überraschungen schützen.

1. Glauben Sie bei Diäten nicht an Wunder

Wenn Sie von einer Diät hören, mit der man ohne intensive sportliche Betätigung mehr als sechs Pfund Fett in der Woche verlieren kann, sollten Sie misstrauisch werden. Das schafft keine Diät. Denken Sie immer daran: Für jedes Pfund Gewicht (Fett) müssen Sie etwa 3000 Kalorien einsparen.

2. Glauben Sie nicht, dass Sie mit einer 1000-Kalorien-Diät leicht und dauerhaft schlank werden können

Glauben Sie dieser Behauptung nicht. Wenn Sie Ihre Nahrung auf 1000 Kalorien täglich begrenzen, dann knurrt Ihnen sicherlich während der ganzen Diät der Magen. Heißhungeranfälle sind dann vorprogrammiert, der nächtliche Gang zum Kühlschrank ist fast unvermeidlich. Diäten, die Sie täglich mit konstant 1000 Kalorien versorgen, rauben Ihnen die Freude am Abnehmen. Ihre Gedanken werden sich während der Diätphase nur noch ums Essen drehen. Sie laufen Gefahr, dass Sie die Diät vorzeitig beenden. Mit einer variablen Kalorienzufuhr – wie bei der Stufen-Diät –

können Sie dem Hunger ein Schnippchen schlagen und erfolgreich eine schlanke Figur erlangen.

3. Glauben Sie nicht, dass eine gute Diät ohne zusätzliche Mikronährstoffe auskommt

Es wird immer wieder behauptet, dass unserem Organismus mit einer ausgewogenen Ernährung ausreichend Vitamine, Mineralstoffe oder Spurenelemente zugeführt werden. Diese Aussage ist falsch und leicht zu widerlegen.

▶ In der Nahrung sind nicht immer die Nährstoffe enthalten, die wir erwarten. Wir nehmen nur selten frische und unbehandelte Lebensmittel zu uns. Durch Transport, Lagerung und Zubereitung gehen zahlreiche Mikronährstoffe verloren. Die in den bekannten Nährstofftabellen angegebenen Vitalstoffmengen entsprechen deshalb häufig nicht den reellen Werten.

▶ Es ist nicht sicher, ob die offiziellen Zufuhrempfehlungen zur Erhaltung einer optimalen Gesundheit ausreichen. Immer mehr Wissenschaftler empfehlen eine höhere Dosis an Vitaminen.

▶ Wer Kalorien einspart, um schlank zu bleiben, nimmt zwangsläufig auch weniger Mikronährstoffe zu sich. Bei 1000 Kalorien oder weniger können niemals die empfohlenen Mindestmengen aller Mikronährstoffe zugeführt werden.

Unsere Empfehlung: Ergänzen Sie während der gesamten Diät Ihre Nahrung mit den wichtigsten Mikronährstoffen. Ernähren Sie sich nach Ablauf der Diät ausgewogen und behalten Sie die Ergänzung bei.

4. Glauben Sie nicht, dass ein Wundermittel gegen Übergewicht bereits erfunden ist

Manchmal kommt es vor, dass Ärzte (oder andere Behandler) zu so genannten Wundermitteln greifen, um während der Diät die Stoffwechselvorgänge anzuregen und das Abnehmen zu beschleunigen. In solchen Fällen ist immer Vorsicht geboten. In den vergangenen Jahren gab es immer wieder Krankheits- und

Todesfälle nach Anwendung obskurer Kräutermischungen und Schlankheitstabletten. Sie verlieren mit dieser Behandlung vielleicht an Gewicht, das hat aber oft einen hohen Preis: Sie zahlen mit Ihrer Gesundheit. Nur Vitamine, Mineralstoffe und Spurenelemente sind während einer Diät als Nahrungsergänzung und zur Anregung des Stoffwechsels erlaubt und sinnvoll.

5. Glauben Sie nicht, dass Sie Ihre Gewichtsprobleme mit Entwässerungs- und Abführpillen lösen können

Wir kennen einige Personen, die aus Verzweiflung über ihr Gewicht zu Entwässerungs- und Abführpillen gegriffen haben. Niemand ist durch diese Maßnahme dauerhaft schlank geworden. Alle hatten die verlorene Flüssigkeit nach wenigen Tagen wieder aufgenommen. Entwässerungs- und Abführpillen sind auch deshalb gefährlich, weil sie nicht nur Flüssigkeit aus dem Körper schwemmen, sondern auch zu einem Verlust lebenswichtiger Mineralsalze führen. Diese Störungen im Mineralhaushalt (Elektrolytstörungen) können sehr unterschiedliche Gesundheitsprobleme wie Muskelkrämpfe, Herzrhythmusstörungen und Störungen im Flüssigkeitshaushalt des Körpers verursachen. Entwässerungs- und Abführpillen sind Medikamente für kranke Menschen. Sie sind gesund und benötigen deshalb keine Medikamente.

6. Glauben Sie nicht, dass Sie Ihr Gewicht mit Appetitzüglern erfolgreich in den Griff bekommen

Wer zu chemischen Appetitzüglern greift, der hat meist schon andere Versuche zur Korrektur des Körpergewichts erfolglos abgebrochen. Appetitzügler sind für viele die vermeintlich letzte Möglichkeit, den Hunger zu bremsen und dadurch an Gewicht zu verlieren. Doch diese Rechnung geht nicht auf. Die meisten Appetitzügler verlieren nach einigen Wochen bereits ihre Wirkung. Wer an dieser Stelle weiter abnehmen will, muss die Dosis erhöhen. Damit wächst die Gefahr von Nebenwirkungen und ernsthaften Krankheiten. Diese Präparate können unter anderem Herzklopfen, Bluthochdruck, Herzrhythmusstörungen, Depressionen sowie psychomotorische Erregungszustände verursachen. In manchen Fällen wurden sogar lebensgefährliche Schäden an Herz und Lunge festgestellt.

Wer jedoch dann die Einnahme der Wirkstoffe beendet, nimmt rasch wieder zu und überschreitet oft in der Folgezeit das Ausgangsgewicht. Auch mit dieser Methode können Sie nicht dauerhaft abnehmen.

Unsere Empfehlung: Lassen Sie die Hände von chemischen Hilfsmitteln.

7. Glauben Sie nicht, dass eine gute Diät ohne Ballaststoffe auskommt

Es gibt eine Reihe von Fertigdiäten, die eine ausgewogene Mischung an wichtigen Makro- und Mikronährstoffen enthalten. Nur eine Stoffart fehlt: Ballaststoffe. Glauben Sie nicht, dass diese Diät gut ist. Ballaststoffe (z. B. in Form von Brot, Kartoffeln, Gemüse, Obst) sind für Ihre Gesundheit wichtig. Sie sind unverdaulich, d. h. sie füllen den Magen, vermindern dadurch das Hungergefühl, säubern den Darm, sorgen für einen guten Stuhlgang während der Diät und senken sogar das Darmkrebsrisiko. Achten Sie deshalb auf ausreichend Ballaststoffe in der Nahrung.

8. Glauben Sie nicht, dass Sie während einer Diät zwangsläufig auch Muskeln verlieren werden

Muskeln verlieren Sie immer dann, wenn Sie zu wenig Eiweiß zu sich nehmen und die Muskeln nicht beanspruchen. Im Alltag ist meist die fehlende körperliche Bewegung schuld, wenn die Muskelmasse abnimmt. Während einer unausgewogenen Diät kann zusätzlich auch ein Eiweißmangel die Muskeln schrumpfen lassen. Am Ende einer solchen Diät haben Sie nicht nur Fett, sondern auch einen Großteil der figurformenden Muskeln verloren. Sie sind dadurch weniger leistungsfähig. Das muss nicht sein. Im Rahmen der Stufen-Diät ist diese Gefahr gering, da Sie schon ab dem vierten Diättag mit genügend Eiweiß versorgt werden und wir auch ein entsprechendes Bewegungsprogramm empfehlen. Mit der Stufen-Diät können Sie leicht Fett abbauen, dabei aber die Muskeln erhalten.

Die meisten Diäten haben keinen langfristigen Erfolg

Millionen von Deutschen beginnen regelmäßig im Frühjahr mit einer Diät, weil sie mit ihrem Gewicht unzufrieden sind. In Diät-Clubs, während eines Kuraufenthaltes oder auf eigene Faust versuchen sie – hungrig, unzufrieden und freudlos – abzunehmen. Den meisten gelingt es auch, einige Kilos loszuwerden, spätestens im nächsten Winter hat der Körper jedoch zu seiner alten Figur zurückgefunden. Oft sind es sogar noch einige Pfunde mehr. Nur maximal 10 Prozent können sich auch noch nach einem Jahr über ihren Diäterfolg freuen.

Warum Hans M. Anzüge in zwei Größen besitzt

Den meisten geht es wie Hans M., einem erfolgreichen Kaufmann, der jedes Jahr im Frühling zu einer Abspeckkur fährt und in seinem Kleiderschrank Anzüge in zwei unterschiedlichen Größen hängen hat. Die größeren Anzüge passen ihm vom Herbst bis zum Beginn der Frühjahrskur und die kleineren zieht er nach der Kur den ganzen Sommer über an. Dieser Wechsel von einer Kleidergröße in die andere wäre noch zu akzeptieren, wenn Hans M. nicht dennoch alle zwei Jahre größere Anzüge kaufen müsste. Denn im Verlauf der letzten zwanzig Jahre hat sich sein Gewicht deutlich erhöht. Dabei fing alles ganz harmlos an. Zur ersten Kur fuhr er, weil seine Personenwaage plötzlich bei einer Körpergröße von 175 Zentimetern 85 Kilogramm anzeigte und sich eigentlich noch lächerlich kleine Fettpölsterchen an den Hüften gebildet hatten. Heute kann er über sein Gewicht nicht mehr lachen. Im

letzten Winter überschritt er erstmals die 105-Kilo-Grenze, beim
Treppensteigen bleibt ihm schon bald die Luft weg. Sein Hausarzt
stellte kürzlich einen erhöhten Harnsäure- und Cholesterinspiegel fest und meinte, er müsste endlich mindestens dreißig Kilo abnehmen. Herr M. war nach diesem Rat ganz verzweifelt, denn er
versucht ja schon seit zwanzig Jahren, schlank zu werden.

Das gute Gedächtnis der Fettzellen

Schuld an diesem Auf und Ab des Gewichts, auch als Jo-Jo-Effekt
bekannt, ist die Eigenschaft des Körpers, zu einem einmal erreichten Maximalgewicht immer wieder zurückzukehren. Möglich
wird dies durch das »Erinnerungsvermögen« unserer Fettzellen.
Während einer Gewichtsreduktion werden zwar die Fettspeicher
geleert, die Fettzellen bleiben aber noch lange Zeit erhalten und
haben das Bestreben, sich immer wieder maximal zu füllen. Sobald sich die Gelegenheit bietet, versucht unser Körper, Fettdepots
wieder aufzubauen und möglichst auch noch eine Reserve für
Notzeiten anzulegen. Der Fachmann nennt diesen Vorgang, der
uns nach jeder Diät etwas dicker werden lässt, »Superkompensa-
tion«. Den Superkompensationseffekt können wir auch in anderen Lebenssituationen beobachten. Er gehört zu unserem Leben
und ermöglicht uns erst das Überleben. Kommt unser Organismus in eine für ihn kritische und möglicherweise bedrohliche Situation, entwickelt er Schutzmechanismen, um den Belastungen
beim nächsten Mal nicht mehr unvorbereitet ausgeliefert zu sein.
Oft nutzen wir gezielt diesen Effekt, weil er uns erst die Weiterent-
wicklung von Körper und Geist ermöglicht. Wenn wir nach einer
Halsentzündung wieder gesund werden, ist unser Körper in den
folgenden Monaten besser gegen die Krankheitserreger gerüstet,
denn das Immunsystem läuft auf Hochtouren und wehrt in der
nächsten Zeit Krankheitskeime effektiver ab. Sportler nutzen den
Superkompensationseffekt, um ihre Leistungen zu verbessern.
Wird der Körper mehrmals in kurzen Zeitabständen extrem stark
belastet, baut er in der Ruhephase Energiereserven auf, die zukünftig bessere Leistungen ermöglichen. Zudem nimmt die Muskel-

masse zu, das Herz verbessert seine Leistungsfähigkeit und das Lungenvolumen vergrößert sich im Zuge der Anpassungsvorgänge.

Nach einem erfolgreichen Gewichtsverlust ist eine anschließende stärkere Gewichtszunahme natürlich unerwünscht. Dennoch handelt es sich hier um einen durchaus sinnvollen Mechanismus des Körpers, der unseren Vorfahren das Überleben in Hungerzeiten ermöglicht hat.

Heute bringt dieser Schutzmechanismus viele Übergewichtige zur Verzweiflung, weil sie nach einer Diät ihr neues Gewicht nicht halten können. Sie haben dann meist so lange vermehrten Appetit, bis sie ihr altes Gewicht mindestens erreicht haben. Wir haben Betroffene immer wieder nach Gründen dafür gefragt und häufig eine ähnliche Antwort erhalten: »Immer wenn ich satt bin, nehme ich mir vor, bei der nächsten Mahlzeit weniger zu essen. Steht das Essen jedoch auf dem Tisch, dann vergesse ich meine guten Vorsätze und stopfe die Nahrung so lange in mich hinein, bis ich keinen Bissen zusätzlich mehr essen kann. Wenn ich esse, kann ich nicht stop sagen. Danach bin ich voller Schuldgefühle.« Dies ist die Situation der meisten Menschen, die ihre Diät mit 1000 Kalorien beenden und danach zur gewichtsangemessenen Nahrungsaufnahme zurückkehren wollen. Sie bekommen ihre Hungerattacken, die bereits wenige Tage nach Beendigung der Diät einsetzen, nicht in den Griff und verlieren in den nächsten Wochen vollkommen die Kontrolle über ihr Essverhalten.

Sie sehen an diesen Beispielen, dass es nicht nur darauf ankommt, eine Diät durchzuhalten. Mindestens genauso wichtig für den langfristigen Erfolg sind die Tage und Wochen nach der Diät. Nur wer die Diät richtig beendet, kann sein Gewicht halten. Leider endet bei den meisten Gewichtsreduktionskuren die Unterstützung am letzten Diättag. Wir haben uns in den vergangenen Jahren intensiv mit den Problemen nach der Diät befasst und sind heute der Meinung, dass der Sprung von 1000 Kalorien am letzten Diättag zu 1800 oder 2000 Kalorien in den folgenden Tagen einfach zu groß ist. Der Misserfolg ist vorprogrammiert. Die ausgepumpten Fettzellen saugen gierig die angebotene Nahrung auf, füllen

sich auf diese Weise schnell wieder mit Fettsäuren, und das nächste Übergewicht ist bereits vorprogrammiert. Der Stoffwechsel, der
den Kalorienverbrauch regelt, läuft nach der Diät noch auf »Sparflamme«, und so zählt jede Kalorie doppelt. Weitgehend verhindern lassen sich diese »Heißhungerattacken« und auch die Stoff-
wechselverlangsamung durch unser neues Stufen-Diät-System.
Das Ende der Diät muss für Sie der Anfang einer neuen Lebensweise sein. Nur so können Sie dauerhaft schlank, vital und gesund
bleiben.

Der richtige Rahmen für Ihre neue Figur

Die Stufen-Diät wurde für Menschen entwickelt, die schon alles
versucht haben und bisher mit jeder Diät gescheitert sind. Sie
wurde für Menschen konzipiert, die jetzt zum letzten Mal gezielt
abnehmen und dann ihr individuelles Idealgewicht dauerhaft halten wollen, für diejenigen, die auch nach der Diät noch gesund
und leistungsfähig sein möchten. Sie ist keine Abmagerungskur
im herkömmlichen Sinne, sondern ein Diätsystem, das alle Faktoren, die zu Übergewicht führen können, berücksichtigt. Dadurch
wird verhindert, dass der hart erkämpfte Gewichtsverlust schnell
wieder durch Alltagssünden zunichte gemacht wird. Viele Diäten,
die sensationelle Gewichtsverluste versprechen, sind langfristig
zum Scheitern verurteilt, weil sie wichtige Aspekte, die außer
einer kalorienreduzierten Kost noch zu beachten sind, unberück-
sichtigt lassen. Mit der Stufen-Diät hingegen können Sie auch erlernte falsche Ernährungsverhaltensweisen korrigieren, reflexmäßig ablaufende Essfehler stoppen und zusätzliche Kalorien durch
ein gezieltes Bewegungsprogramm verbrennen. Sie haben dadurch
gute Chancen, dauerhaft schlank und gesund zu bleiben. Die Stufen-Diät besteht aus fünf Energiestufen und vier Verhaltensschritten. Mit den Energiestufen werden Energieaufnahme und Ener-

giebedarf variabel geregelt und an Ihre persönliche Situation angepasst. Durch die vier Verhaltensschritte wird ein dauerhaftes Abnehmen und ein langfristiges Halten des erreichten Gewichts erst möglich.

Die wichtigsten Komponenten der Stufen-Diät sind:
▶ *ein stufenweiser Aufbau der Kalorienzufuhr,*
▶ *die richtige Nahrungszusammensetzung,*
▶ *eine optimale Grundversorgung mit Vitaminen und Mineralstoffen, insbesondere mit den stoffwechselwirksamen Vitalstoffen Jod, Eisen und Vitamin C (bei einer Schilddrüsenüberfunktion müssen Sie auf Jod verzichten),*
▶ *ein moderates Bewegungsprogramm, das besonders die Komponenten Ausdauer und Muskelaufbau berücksichtigt,*
▶ *mentales Training zur besseren Zieleinschätzung und Änderung der Einstellung zur Nahrungsaufnahme und Figur.*

Mit den Energiestufen können Sie gezielt abnehmen

Mit den Stufen werden Energieaufnahme und Energiebedarf variabel geregelt. Mit den Schritten legen wir die Inhalte der Diät fest. Im Mittelpunkt steht jedoch die kalorienreduzierte Ernährung bei gleichzeitiger körperlicher Belastung.

		1. Schritt	2. Schritt	3. Schritt	4. Schritt
1. Stufe	3 Tage	400 Kalorien	Vitamine	–	mentales Training
2. Stufe	4 Tage	600 Kalorien	Vitamine	Bewegung	mentales Training
3. Stufe	7–14 Tage	800 Kalorien	Vitamine	Bewegung	mentales Training
4. Stufe	Bis zum Wunschgewicht	1000 Kalorien	Vitamine	Bewegung	mentales Training
5. Stufe	Lebenslang	Persönliche Kalorienzahl	Vitamine	Bewegung	mentales Training

Das Wichtigste in Kürze

1. Nur 10 Prozent aller herkömmlichen Diätversuche sind auch noch nach einem Jahr erfolgreich. In 90 Prozent aller Fälle sind die Diätteilnehmer nach zwölf Monaten wieder an ihrem Ausgangsgewicht angekommen oder haben es sogar überschritten.

2. Die Fettzellen haben nach einer Diät das Bestreben, sich schnell wieder zu füllen. Dieser Mechanismus, der als Superkompensationseffekt bekannt ist und unseren Vorfahren das Überleben in Hungerzeiten sicherte, führt in der Überflussgesellschaft bei Diäten oft zu Misserfolg. Der verlangsamte Stoffwechsel erschwert außerdem das Halten des Gewichts.

3. Für dauerhaften Diäterfolg ist es wichtig, die Diät nicht abrupt zu beenden und zur normalen Ernährung überzugehen. Besser ist es, langsam aus der Diät auszusteigen und auch in den folgenden Wochen die Kalorienaufnahme ständig zu kontrollieren.

4. Vorsicht vor lebensgefährlichen Schlankmachern. Abführmittel, Entwässerungstabletten, Appetitzügler und obskure Kräutermischungen sind keine Wundermittel, mit denen Sie dauerhaft schlank und gesund bleiben können.

5. Die von uns empfohlene Stufen-Diät für einen sicheren und dauerhaften Gewichtsverlust besteht aus fünf Energiestufen und vier Verhaltensschritten.

6. Mit der Stufen-Diät können Sie erlernte falsche Ernährungsverhaltensweisen korrigieren, reflexmäßig ablaufende Essfehler stoppen und zusätzliche Kalorien durch ein gezieltes Bewegungsprogramm verbrennen.

2. Kapitel

Der Ernährungsfaktor in der Stufen-Diät

In diesem Kapitel erfahren Sie,

- warum Sie bei der Stufen-Diät immer mehr essen können,

- welche Kalorienmengen Sie in den einzelnen Diätstufen zu sich nehmen,

- wie ausgewogen Sie sich mit der Stufen-Diät ernähren,

- warum Sie während einer Diät viel trinken sollten.

Bei einer guten Diät sollten Sie immer ausreichend essen

Haben Sie schon einmal an einer Diät mit 1000 Kalorien teilgenommen? Wenn ja, dann kennen Sie sicher das Hungergefühl, das Sie während der gesamten Diät begleitet. Sie wissen auch, wie schwer es ist, eine solche Diät bis zum Wunschgewicht durchzuhalten. Etwa 40 Prozent geben vorzeitig auf oder halten sich nicht exakt an die vorgeschriebene Kalorienmenge. Der Misserfolg ist vorprogrammiert. Haben Sie schon einmal an einer Fastenkur teilgenommen? Wenn ja, dann wissen Sie, dass spätestens nach drei Fastentagen der Hunger vollständig verschwunden ist und während der restlichen Fastenzeit kaum noch Schwierigkeiten bereitet. Sicher haben Sie dann auch bemerkt, dass in den ersten drei bis vier Tagen nach einer Fastenkur noch wenig Appetit vorhanden ist und die angebotenen Nahrungsmengen oft so riesig erscheinen, dass sie kaum zu verzehren sind. Während einer Fastenkur kann man sicher gut abnehmen, obwohl das nicht der Hauptgrund für die Entscheidung zu einer Fastenkur sein sollte. Von Nachteil ist allerdings, dass Sie während einer solchen Kur kein neues Essverhalten lernen und deshalb der gewichtsreduzierende Effekt nur eine kurze Zeit anhält.

Wenn Sie ohne Schwierigkeiten abnehmen und dauerhaft schlank bleiben wollen, dann können Sie jetzt den hungerstillenden Fasteneffekt nutzen, ohne die gesundheitlichen Risiken einer längeren Null-Diät mit zu übernehmen. Möglich ist das mit der von Professor Axt neu entwickelten Stufen-Diät. Die Kalorienzufuhr wird dabei so gestaltet, dass Sie am Ende dieser Diät gut mit weniger Kalorien leben können, ohne das Gefühl zu haben, dass Ihnen etwas fehlt.

Um den appetitreduzierenden Effekt einer Fastenkur zu erreichen, müssen Sie in den ersten Tagen noch nicht einmal vollständig auf Nahrung verzichten. Wenn Sie an den ersten drei Diät-

tagen täglich jeweils 400 Kalorien zu sich nehmen, erreichen Sie
einen der Fastenkur ähnlichen hungerdämpfenden Effekt. Anschließend erhöhen Sie in vorgegebenen Zeiträumen regelmäßig
die Kalorienzufuhr.

So funktioniert die stufenweise Erhöhung der Kalorienzufuhr

Sie beginnen die Diät immer mit 400 Kalorien, die in Form von
Frucht- und/oder Gemüsesäften/-suppen aufgenommen werden.
Diese auf drei Tage beschränkte Saftkur ermöglicht Ihnen bereits
zu Beginn der Diät eine deutliche Gewichtsabnahme. Darüber
hinaus bereiten Sie Ihren Körper durch Verzicht auf Fett und
Eiweiß auf ein zukünftig verändertes Essverhalten vor. Der Organismus wird in dieser Zeit entlastet und kann sich von den Ess-
strapazen der vorhergehenden Monate erholen. Während dieser
drei Saft-Fasttage verschwindet bei den meisten Teilnehmern das
Hungergefühl vollständig. Dies ist ein weiterer erwünschter Effekt
und eine wichtige Voraussetzung für den Erfolg der gesamten
Diät. Bedingung dafür ist allerdings, dass Sie unsere Empfehlungen strikt einhalten und keine zusätzliche Nahrung zu sich nehmen.

Der ersten Stufe folgen anschließend Kalorienanhebungen auf:
- 600 kcal für vier Tage (Stufe 2)
- 800 kcal für sieben Tage (Stufe 3) und
- 1000 kcal für vierzehn Tage (Stufe 4)

Wer nur eine oder zwei Wochen die Stufen-Diät durchführen
möchte, kann sich an folgendes Schema halten:
- 400 kcal für zwei Tage (Stufe 1)
- 600 kcal für zwei Tage (Stufe 2)

— 800 kcal für zwei Tage (Stufe 3)
— 1000 kcal für ein bis sieben Tage (Stufe 4)

Auch diese Mengen liegen weit unter Ihrem täglichen Energiebedarf und ermöglichen einen weiteren Gewichtsverlust. Bitte halten Sie bei einem Wechsel von einer Stufe in die nächste unsere Zeitvorgaben exakt ein. Dehnen Sie die einzelnen Stufen nicht selbstständig aus. Wir haben das vorgegebene Zeitschema mehrfach getestet und dabei festgestellt, dass Sie damit am problemlosesten und vor allem dauerhaft abnehmen können.

Nach Beendigung der Diät werden die täglichen Kalorienmengen um wöchentlich 100 bis maximal 200 Kalorien erhöht. Dies wird so lange fortgesetzt, bis die aufgenommenen Kalorien mit den für Ihr neues Gewicht notwendigen Kalorienmengen übereinstimmen. Auch während dieser Übergangszeit können Sie noch weiter gut abnehmen. Besonders diese letzte Maßnahme aber scheint uns ausschlaggebend dafür zu sein, dass Personen, die mit der Stufen-Diät abgenommen haben, lange Zeit ihr Wunschgewicht halten konnten. Sie lernen in dieser Zeit außerdem, zukünftig mit weniger Kalorien zu leben, und bekommen ein ausgezeichnetes Gefühl für die in der Nahrung enthaltenen Kalorien.

An dieser Stelle möchten wir Ihnen natürlich nicht verschweigen, dass die Stufen-Diät in der Anfangsphase zunächst auf Widerstand stieß. Alle Personen, die sich über dieses Konzept vorher äußerten, waren skeptisch. Sie meinten, wir würden das Problem der Dicken, nämlich zuviel und immer mehr essen, auf unsere Diät übertragen. Das müsste langfristig, auch wenn wir mit einer geringen Kalorienmenge beginnen würden, das alte Verhalten stabilisieren. Heute wissen wir, dass diese Skepsis unberechtigt war. Weit über tausend Menschen haben die Stufen-Diät unter unserer Aufsicht erfolgreich getestet. In einer von uns durchgeführten Untersuchung stellten wir fest, dass fast jeder zweite Teilnehmer auch noch ein Jahr nach Beendigung der Diät deutlich unter seinem Ausgangsgewicht lag (bei herkömmlichen Diäten sind es meist nur 10 Prozent, die ihr Gewicht halten können).

Vertrauen ist gut, Kontrolle ist besser

Schauen Sie sich doch bitte einmal die Menschen an, denen Sie täglich begegnen. Jeder Dritte schleppt zuviel Gewicht mit sich herum. In Deutschland leiden 15 Millionen an Fettsucht, das heißt, sie haben ein Gewicht, das mindestens zehn Prozent über dem Normalgewicht liegt. Fragen Sie einmal diese Menschen, worauf sie ihr Übergewicht zurückführen. Sie werden wahrscheinlich immer das Gleiche zu hören bekommen: »Die Erbanlagen sind schuld.« »Ich bin ein guter Futterverwerter.« »Ich muss ein Stück Torte nur anschauen, schon bin ich ein Kilogramm schwerer.«

Darauf, dass sie zu viel vom Falschen und zu wenig vom Richtigen essen, kommen die wenigsten. So auch Frau G. Sie ist 158 Zentimeter groß, wog etwa 70 Kilogramm und behauptete, sie würde permanent hungern und hätte dennoch, wie wir ja sehen könnten, starkes Übergewicht. Auch ein Gespräch über ihre Essgewohnheiten brachte uns nicht weiter. Sie aß zum Frühstück nur ein halbes Stück Brot mit Quark, süßte ihren Kaffee mit Süßstoff und verzichtete wegen der Kalorien auf Milch. Zum Mittagessen gab es meist ein kleines Stück Fleisch, eine Kartoffel und etwas Gemüse. Ähnlich karg war auch das Abendessen. Es bestand aus einem Stück Brot, etwas Butter und dazu gab es eine kleine Scheibe Käse und eine dünne Scheibe Wurst. Am Essen, so meinten wir zunächst, könnte es bei ihr nicht liegen. Mehr als maximal 1600 Kalorien kamen bei dieser Ernährung an einem Tag tatsächlich nicht zusammen. Wir fragten nach, warum sie denn keine Süßigkeiten essen würde. Dabei stellte sich dann heraus, dass sie im Laufe eines Tages noch eine Tafel Schokolade, ein Stück Kuchen und eine Rolle Bonbons zu sich nahm. Das waren zusammen noch einmal rund 1000 Kalorien, die die Frau ganz vergessen hatte.

So wie Frau G. geht es vielen von uns: Wir schätzen die täglich aufgenommene Kalorienmenge oft falsch – meist zu niedrig – ein, vergessen kleine Zwischenmahlzeiten bei der Berechnung und unterschätzen auch oft den Kaloriengehalt einzelner Nahrungsmittel. Oder hätten Sie gewusst, dass eine 100-Gramm-Tafel Schokolade genauso viele Kalorien hat wie 500 Gramm Hähnchenfleisch oder wie 700 Gramm magerer Fisch, zum Beispiel Kabeljaufilet? Sie dürfen sogar 1000 Gramm Kiwifrüchte, 2000 Gramm Wassermelone oder 3000 Gramm Tomaten essen, wenn Sie auf die Schokolade verzichten. Eine kleine Tafel Schokolade ist schnell so nebenbei verzehrt, ein Berg Gemüse mit dem gleichen Kaloriengehalt ist an einem Fernsehabend kaum zu bewältigen.

Eine ausgewogene Ernährung hält Sie auch während der Diät gesund

Vor einigen Jahren war eine Diät modern, bei der man auf Kohlenhydrate vollständig verzichten musste. Eiweiß in Form von Fleisch und Eiern, Fett und Salate dagegen konnte man nach Lust, Laune und Hunger zu sich nehmen. Wir kennen zahlreiche Personen, die mit Hilfe dieser Methode rasch Gewicht verloren haben. Sobald sie dann aber gegen Ende der Diät wieder Kohlenhydrate hinzufügten, hatten sie bald wieder ihr altes Übergewicht. An diesem Beispiel sehen Sie zwar, dass auch einseitige Ernährungsformen zu einer Gewichtsreduktion führen können. In dem oben beschriebenen Fall wurde durch das Überangebot an Eiweiß und Fett eine Stoffwechselstörung erzielt, die dann für den raschen Gewichtsverlust verantwortlich war. Da sich eine ausgeglichene Kohlenhydratversorgung auch positiv auf unsere Stimmung auswirkt, treten bei extrem kohlenhydratarmer Ernährung oft Stimmungsschwankungen und Heißhungeranfälle auf. Gesund sind solche Diäten natürlich nicht. Der dauerhafte Erfolg ist nur selten gegeben.

Wir möchten aber, dass Sie dauerhaft und gesund abnehmen. Das ist mit der Stufen-Diät möglich. Bei diesem Diät-System erhalten Sie nach den ersten Saft-Fasttagen eine ausgewogene Ernährung, die die Nährstoffe Kohlenhydrate, Fett und Eiweiß in einem ausgewogenen Verhältnis enthält und Sie zudem mit allen wichtigen Vitaminen, Mineralstoffen und Spurenelementen versorgt.

Trinken Sie sich schlank

»Ich trinke zu wenig, weil ich eigentlich nur selten ein Durstgefühl verspüre. Wie schaffe ich es, während der Diät und auch danach täglich zwei bis drei Liter Flüssigkeit zu mir zu nehmen?«

Diese Frage hören wir von Diätteilnehmern sehr oft, denn viele Menschen leiden unter »mangelndem Durstgefühl«. Während unser Hungergefühl uns eher zu häufig zum Essen animiert, meldet sich das Durstgefühl bei den meisten viel zu selten. Dabei ist ausreichendes Trinken während der Stufen-Diät und auch danach mindestens so wichtig wie die Nahrungsaufnahme. Ohne feste Nahrung können wir wochenlang überleben, ohne Flüssigkeit aber nur wenige Tage. Doch gerade das Trinken ist eine ideale Unterstützung jeder Diät. Mineralwasser und Tee sind kalorienfrei, füllen aber dennoch den Magen. Flüssigkeit lässt ballststoffreiche Nahrungsmittel im Darm aufquellen und trägt so zur Sättigung bei. Häufig kommt zu Beginn einer Diät die Verdauung auch nicht so recht in Gang. Wenn Sie aber darauf achten, täglich zwei bis drei Liter zu trinken, aktivieren Sie damit auch den Darm.

Bis Sie sich ans regelmäßige Trinken gewöhnt haben, kann etwas Zeit vergehen. Deshalb müssen Sie auch dann trinken, wenn Sie keinen Durst haben. Stellen Sie sich deshalb schon morgens zwei Flaschen Mineralwasser – das entspricht $1^1/_2$ Liter Flüssigkeit – an den Arbeitsplatz, und trinken Sie im Laufe des Tages diese Flaschen leer. Ihr Glas sollte stets gefüllt bereitstehen. Zusätzlich können Sie täglich noch zwei Tassen unseres Stoffwechseltees trinken, am besten 15 Minuten vor jeder Mahlzeit. Das regt die Verdauung an und bremst das Hungergefühl.

Die folgende Teemischung können Sie sich in der Apotheke zusammenstellen lassen:

Stoffwechseltee

20 g Johanniskraut
10 g Bitterklee
10 g Rhabarberwurzel
10 g Schafgarbe
10 g Ackerschachtelhalm
10 g Löwenzahnwurzel
20 g Brennessel

Aus zwei Teelöffeln Kräutermischung und $1/4$ Liter kochendem Wasser stellen Sie einen Aufguss her, den Sie 15 bis 20 Minuten ziehen lassen und anschließend abgießen.

Topfit und schlank mit der richtigen Nährstoffkombination

Unsere Nahrung besteht aus den drei Hauptkomponenten Eiweiß, Kohlenhydrate und Fett. Um den Darm gesund zu erhalten und das Hungergefühl zu kontrollieren, sollte unsere Nahrung täglich noch mindestens 30 Gramm Ballaststoffe enthalten. Weiterhin benötigt der Organismus auch eine große Zahl an Vitaminen, Mineralstoffen und Spurenelementen, um gesund zu bleiben und optimal zu funktionieren. Nur wenn alle Komponenten aufeinander abgestimmt sind, können wir unsere optimale Leistungsfähigkeit im Beruf, im Alltag und beim Sport entfalten. Auf die richtige Zusammenstellung der einzelnen Komponenten sollte auch bei der täglichen Ernährung nach der Diät geachtet werden. Einseitige Ernährung und Diäten machen nämlich schlapp und nicht schlank.

Das brauchen Sie jeden Tag

Eiweiß	*ca. 15 Prozent der Nahrungskalorien,*
	mindestens 0,8 Gramm pro Kilogramm Körpergewicht,
	maximal 1 Gramm pro Kilogramm Körpergewicht
Kohlenhydrate	*60 Prozent der Nahrungskalorien*
Fett	*25 Prozent der Nahrungskalorien*
Ballaststoffe	*mindestens 30 Gramm*
Flüssigkeit	*mindestens 2 Liter*

Eiweiß ist wichtig für den Muskelaufbau und für eine gute Figur

Eiweiß stellt nach Wasser den zweitgrößten Anteil unserer Körpersubstanz dar. Im Organismus kommen den Eiweißbausteinen zahlreiche lebensnotwendige Funktionen zu. Sie sind unter anderem wichtige Bestandteile von Organen, Knochen, Bändern und Bindegewebe. Der größte Eiweißanteil befindet sich aber in der Muskulatur. In den Skelettmuskeln, die uns Bewegungen erst ermöglichen, und auch im Herzmuskel, der lebenslang Höchstleistungen vollbringen muss, sind 50 Prozent der Körperproteine eingebaut. Aus Eiweißbausteinen werden aber auch Abwehrstoffe des Immunsystems gebildet, die uns vor Krankheiten schützen. Ohne Eiweißbausteine würde unsere körpereigene Abwehr zusammenbrechen. Auch zahlreiche Enzyme und Hormone könnten ohne Proteine nicht gebildet werden. Sie sehen also, dass ein Eiweißmangel weitreichende Folgen haben kann. Der tägliche Eiweißbedarf liegt bei 1,0 bis 1,5 Gramm pro Kilogramm Körpergewicht während der Wachstumsperiode und sinkt bei Erwachsenen auf etwa 0,6 bis 1 Gramm pro Kilogramm Körpergewicht ab.

Gute Eiweißquellen sind vor allem Fleisch, Fisch und Milchprodukte, aber auch Gemüse, Hülsenfrüchte sowie Getreide liefern wichtige Proteine. Sojaprodukte können zum Teil mehr Eiweiß enthalten als die gleiche Menge Fleisch.

In der Regel können die Proteine nach dem Erhitzen vom Körper besser verwertet werden als im Rohzustand.

In unserer üblichen Ernährung spielt ein Eiweißmangel normalerweise keine Rolle. Ganz im Gegenteil. Die meisten von uns nehmen sogar regelmäßig zuviel Eiweiß zu sich. Ganz anders sieht die Situation aber bei einseitigen Diäten aus. Leider bauen wir bei einer längerfristigen kalorienreduzierten Ernährung nicht nur lästige Fettpolster ab. Bei eiweißarmen Hungerkuren greift unser Organismus sehr schnell auf das lebensnotwendige Eiweiß in den Speichern zurück und baut Muskulatur ab. Doch gerade diese Muskeln sollen uns ja nach der Diät zu einem aktiven Stoffwechsel, erhöhtem Kalorienverbrauch und einer guten Figur verhelfen.

Was ist also zu tun? Während der Diät sollten Sie deshalb den Eiweißgehalt der Nahrung nicht zu sehr reduzieren. Das aufgenommene Eiweiß sollte dabei möglichst hochwertig sein und zu etwa einem Drittel aus tierischen und zu zwei Dritteln aus pflanzlichen Proteinen bestehen. Zusätzlich ist aber regelmäßiges Training notwendig, damit das Nahrungseiweiß auch zum Aufbau von Muskulatur genutzt werden kann und nicht in Fett umgebaut wird. Langfristiger Eiweißmangel kann sogar den Herzmuskel schädigen und so Leistungsfähigkeit und Gesundheit ruinieren.

Während der Stufen-Diät wird die Eiweißzufuhr auf ca. 60 Gramm beschränkt. Nach der Diät sollten Sie den Eiweißanteil, wenn Sie weniger als 60 Kilogramm wiegen, auf 50 bis maximal 55 Gramm täglich reduzieren.

1 Gramm Eiweiß liefert 4,1 Kalorien (17,2 Joule).

Kohlenhydrate geben Energie und Power

Kohlenhydrate sind sozusagen Treibstoff für den Körper. Sie sind die wichtigsten Energielieferanten in der Nahrung und deshalb notwendig, um eine optimale körperliche und geistige Leistungsfähigkeit zu erreichen. Lange Zeit waren Kohlenhydrate als Dickmacher verschrien. Doch das ist falsch. Zwar können überschüssige Kohlenhydrate tatsächlich vom Körper in Fettgewebe umgewandelt werden, doch dieser Vorgang verbraucht viel Energie. Etwa ein Drittel der Kohlenhydrat-Kalorien geht bei der Umwandlung verloren. Deshalb setzen die gleichen Kalorienmengen – in Form von Kohlenhydraten aufgenommen – weniger an, als wenn wir sie aus Nahrungsfett aufnehmen.

Sportler wissen schon längst, dass Kohlenhydrate die Leistungsfähigkeit erhöhen, und achten deshalb auf eine besonders kohlenhydratreiche Ernährung. Doch gerade bei Kohlenhydraten gibt es große Unterschiede in Bezug auf ihren Ernährungswert.

Ernährungswissenschaftler teilen die Kohlenhydrate in Einfach-, Zweifach- und Mehrfachzucker ein. Einfachzucker, die vor allem in Süßigkeiten, Kuchen, Weißbrot und Honig enthalten sind, können sehr rasch aus dem Darm aufgenommen werden. Der Zuckergehalt des Blutes steigt sofort an. Wir fühlen uns kurzfristig satt. Doch der hohe Blutzuckerspiegel veranlasst den Organismus, das Hormon Insulin auszuschütten. Die Folge: So rasch, wie der Blutzuckerspiegel angestiegen ist, sinkt er auch wieder ab – und der nächste Hunger kommt bestimmt. Nach kurzer Zeit verlangt der Körper nach neuer Nahrung.

Anders ist es bei den Mehrfachzuckern, die auch komplexe Kohlenhydrate genannt werden und vor allem in Obst, Gemüse, Kartoffeln, Hülsenfrüchten und Getreideprodukten enthalten sind. Die Verdauung und Aufspaltung dieser Kohlenhydrate nimmt mehr Zeit in Anspruch. Erst nach und nach gelangen die Zuckerbausteine ins Blut und machen so lang anhaltend satt. Wer langfristig abnehmen möchte und sein niedrigeres Gewicht halten will, sollte vor allem auf einen hohen Anteil komplexer Kohlenhydrate (frisches Obst und Gemüse, Kartoffeln, Vollkornreis und andere Vollkornprodukte) in der Nahrung achten.

Im Rahmen der Stufen-Diät wird der Energiebedarf zu etwa 50 Prozent aus Kohlenhydraten gedeckt. Nach Abschluss der Diät sollten Sie dann den Kohlenhydratanteil auf etwa 60 Prozent erhöhen (Berechnungsgrundlage ca. 2000 Kalorien).

1 Gramm Kohlenhydrate liefern 4,1 Kalorien (17,2 Joule).

Fett in Maßen ist genug

Fette sind in unsere Nahrung vor allem als Kalorienträger in Verruf gekommen. Häufig ist ein übergroßer Fettanteil in der Nahrung tatsächlich an der Entstehung von Übergewicht beteiligt. Bei den gegenwärtig weit verbreiteten Ernährungsgewohnheiten ist der Fettanteil, der normalerweise zwischen 20 und 25 Prozent der Nahrungskalorien ausmachen sollte, auf fast 40 Prozent erhöht. Dennoch sind gewisse Fettmengen lebensnotwendig, denn aus ihnen werden wichtige Bestandteile von Hormonen und Zellwänden gebildet. Sie sind zur Aufnahme von fettlöslichen Vitaminen unbedingt erforderlich und spielen auch eine wichtige Rolle für die Funktion des Immunsystems, der Verdauung und des Blutgerinnungssystems.

Doch Fett ist nicht gleich Fett. Fett besteht aus Glycerin und Fettsäuren. Letztere werden in gesättigte, einfach ungesättigte und mehrfach ungesättigte Fettsäuren eingeteilt. Gesättigte Fettsäuren sind überwiegend in Nahrungsmitteln tierischer Herkunft enthalten (zum Beispiel Butter, Schweineschmalz). Ungesättigte und mehrfach ungesättigte Fettsäuren finden sich hauptsächlich in pflanzlichen Produkten (zum Beispiel Oliven-, Distelöl und Pflanzenmargarine). Nahrungsmittel, die tierische Fette enthalten, haben meist auch einen hohen Gehalt an Cholesterin, den pflanzlichen ungesättigten Fettsäuren wird eine cholesterinsenkende Wirkung zugesprochen. Ein hoher Anteil ungesättigter pflanzlicher Fette in der Nahrung schützt deshalb vor Arterienverkalkung, Herzinfarkt und Schlaganfall.

Im Rahmen der Stufen-Diät wird der Energiebedarf zu etwa

20 Prozent aus Fett gedeckt. Diesen Fettanteil sollten Sie auch später möglichst nicht überschreiten.

1 Gramm Fett liefert 9,3 Kalorien (39,06 Joule).

Ballaststoffe gegen Heißhunger

Ballaststoffe sind beileibe kein überflüssiger Bestandteil der Ernährung. Da sie lange satt machen, ohne viele Kalorien zu liefern, sind sie eine wichtige Hilfe für alle, die schlank bleiben wollen. Ballaststoffe sind Nahrungsbestandteile, die unser Körper nur schlecht verwerten kann. Deshalb verlassen sie unseren Körper weitgehend unverdaut und fallen deshalb bei der Kalorienbilanz nicht in die Waage. Lange Zeit wurden diese wichtigen Sattmacher verkannt und als überflüssige Nahrungsbestandteile betrachtet. Ballaststoffe kommen fast ausschließlich in pflanzlichen Nahrungsmitteln wie Obst, Gemüse und Getreide vor. Hohe Konzentrationen an Ballaststoffen weisen Leinsamen, Hafer- und Weizenkleie auf. Diese Faserstoffe bestehen aus nicht oder nur schlecht verdaulichen Bestandteilen. In Magen und Darm binden sie große Mengen Flüssigkeit, quellen dadurch auf, und füllen so den Magen. Der Blutzuckerspiegel steigt langsam und gleichmäßig an. Deshalb hält das Sättigungsgefühl nach einer ballaststoffreichen Mahlzeit deutlich länger an, plötzliche Heißhungeranfälle werden vermieden, das Abnehmen fällt leichter. Zudem wird die Verdauung in Gang gebracht. Nach neuesten wissenschaftlichen Erkenntnissen schützt eine ballaststoffreiche Ernährung auch vor Darmtumoren.

Mindestens 30 Gramm Ballaststoffe sollten Sie nach Abschluss der Stufen-Diät täglich zu sich nehmen.

Flüssigkeit, um vital zu bleiben

Wasser ist unser lebenswichtigster Nährstoff. Unser Körper besteht zu 60 Prozent aus Wasser. Täglich werden mehrere Liter Flüssigkeit über Atemluft, Stuhl, Urin und Schweiß ausgeschieden. Um diese Verluste auszugleichen, müssen wir mindestens zwei, besser drei Liter Flüssigkeit täglich zu uns nehmen. Im Rahmen einer Diät sollten Getränke möglichst kalorienarm, am besten aber kalorien-frei sein. Keine Kalorien enthalten (Mineral-)Wasser, ungesüßte Teesorten und Kaffee ohne Milch und Zucker. Manche Diäten propagieren Flüssigkeitsbeschränkung, Entwässerungsmittel oder Saunagänge zum schnellen Abnehmen. Das kann lebensgefähr-lich werden, und nach Abschluss der Diät ist die Gewichtsabnah-me, die durch Flüssigkeitsverlust entstanden ist, schnell wieder ausgeglichen. Bei einer sinnvollen Diät sollten Sie hingegen lieber etwas mehr trinken. Viele Gründe sprechen dafür. Die Flüssigkeit füllt den Magen und reduziert das Hungergefühl. Die Verdauung kommt durch ausreichend Flüssigkeit besser in Gang. Giftstoffe, die beim Abbau von Fettgewebe freigesetzt werden, können besser ausgeschieden werden.

Im Rahmen der Stufen-Diät sollten Sie 2 bis $2^1/_2$ Liter Flüssig-keit täglich zu sich nehmen.

Das Wichtigste in Kürze

1. Wenn Sie mit wenig Hungergefühl schlank werden wollen, dann begrenzen Sie während der ersten drei Diättage die Kalorien auf 400. Erhöhen Sie danach für vier Tage auf 600, anschließend für sieben Tage auf 800 und zum Schluss für vierzehn Tage auf 1000 Kalorien. Sie werden in diesen vier Diätwochen wahrscheinlich 16 bis 18 Pfund Gewicht verlieren.

2. Wenn Sie dauerhaft schlank bleiben wollen, dann beenden Sie die Diät nicht abrupt. Schleichen Sie sich langsam aus der Diät heraus. Erhöhen Sie nach den vier Wochen die tägliche Kalorienzufuhr wöchentlich um 100 bis 200 Kalorien. Sie behalten so die Kontrolle über Ihr Essverhalten und rutschen nicht in unkontrollierte Essattacken hinein. Die zusätzlichen Kalorien sollten in dieser Phase ausschließlich aus komplexen Kohlenhydraten bestehen.

3. Halten Sie sich an folgende Regel für die Nahrungsaufnahme (auch nach der Diät): Die Gesamtmenge Fett sollte etwa 20 bis 25 Prozent betragen, die Eiweißzufuhr sollten Sie auf maximal 1 Gramm pro Kilogramm Körpergewicht begrenzen. Nehmen Sie die restlichen Kalorien aus komplexen Kohlenhydraten.

4. Trinken Sie täglich mindestens 2 Liter Wasser. Greifen Sie immer dann zum Wasser, wenn Sie Hunger bekommen. Wasser ist nicht nur ein Durst-, sondern auch ein Hungerstiller. Zusätzlich können Sie täglich zwei Tassen Kräutertee trinken.

3. Kapitel

Das Mikronährstoffprinzip in der Stufen-Diät

In diesem Kapitel erfahren Sie,

▶ warum Vitamine, Mineralstoffe und Spurenelemente lebenswichtig sind,

▶ warum Ihnen bei Diäten die Vitamine fehlen,

▶ wie Sie mit Vitamin C, Eisen und Jod Ihren Stoffwechsel aktivieren können.

Mikronährstoffe – Zündfunken für das Leben

Vitamine, Mineralstoffe und Spurenelemente sind lebensnotwendige Wirkstoffe, die unser Organismus nicht selbst herstellen kann. Sie werden auch als Mikronährstoffe bezeichnet. Sie müssen, genau wie die Grundnährstoffe, regelmäßig in bestimmten Mengen mit der Nahrung zugeführt werden. Ein Mangel kann zu schwer wiegenden Krankheiten führen, die die Leistungsfähigkeit und Lebensenergie merklich mindern.

Die Menge an Vitaminen, die ein Mensch täglich zu sich nehmen sollte, um mit diesen Mikronährstoffen optimal versorgt zu sein, ist nicht genau bekannt. Die bisherigen Empfehlungen orientieren sich an einer Mindestversorgung mit Sicherheitszuschlägen. Wer diese Werte einige Zeit unterschreitet, erkrankt an einer so genannten Vitaminmangelkrankheit. Zwar sind in Europa Vitaminmangelkrankheiten ausgesprochen selten; daraus aber eine gute Versorgung abzuleiten, ist sehr gewagt. Darüber hinaus wird in den letzten Jahren immer wieder von namhaften Gesundheitswissenschaftlern und Vitaminforschern darauf hingewiesen, dass eine optimale Vitaminversorgung nicht mit Vitamin-Mindestmengen erreicht werden kann. Es werden von diesen Wissenschaftlern deshalb Vitaminmengen empfohlen, die deutlich über der Mindestversorgungsrate liegen. Linus Pauling, ein amerikanischer Chemiker und zweifacher Nobelpreisträger, empfiehlt bei einigen Vitaminen sogar die zehnfache Tagesdosis als optimale Basis für ein gesundes und vitales Leben.

Aber selbst die empfohlenen Mindestmengen werden von den Durchschnittsbürgern nur selten erreicht. So sollen bei einer ausgewogenen Diät mit 2500 Kalorien nur ca. 80 Prozent der RDA (Recommended dietary allowances, Diät-Empfehlungen) für die Vitaminzufuhr erreicht werden (Bäsler, o. J.). Durch eine weitere Einschränkung der Kalorienmengen verschlechtert sich die Situation dramatisch. 1500 Kalorien garantieren gerade eben noch

50 Prozent und »bei Reduktionsdiäten unter 1200 Kalorien ist eine
ausreichende Versorgung ohne Supplementierung nicht mehr
möglich« (Bäsler, in Trabold o. J.).

Vitalstoffmangel trotz Überernährung

Eigentlich müssten wir in unserer Überflussgesellschaft, in der wir
überreichlich mit Nahrungsgrundstoffen (Fett, Kohlenhydrate,
Eiweiß) versorgt werden, auch immer ausreichend mit Vitaminen,
Mineralstoffen und Spurenelementen ausgestattet sein. Das wird
auch immer wieder behauptet. Glauben Sie diesen Aussagen nicht.
Sie sind wahrscheinlich falsch. Zwar sind ausgeprägte Vitamin-
und Mineralstoff-Mangelkrankheiten in Industriegesellschaften
ausgesprochen selten, daraus aber eine gute Versorgung abzuleiten, ist sehr gewagt. Die Gründe dafür sind leicht erklärt:

▶ Die von der Deutschen Gesellschaft für Ernährung (DGE) angegebenen Mindestmengen für Vitamine werden gleichgesetzt
   mit einer optimalen Versorgung. Das ist aber nicht der Fall.
   Zahlreiche Wissenschaftler, die sich mit der Problematik der
   optimalen Vitaminversorgung befassen, nehmen als optimalen
   Richtwert mindestens den dreifachen DGE-Wert an (siehe Tabelle).

▶ Wir holen unser Obst und Gemüse nicht mehr aus dem Garten, sondern kaufen es im Supermarkt oder auf dem Markt.
   Was dort frisch aussieht, hat oft schon eine lange Reise hinter
   sich. Durch Lagerung, Transport und Sonneneinstrahlung
   sind meist schon wertvolle Vitamine verloren gegangen. Weitere Verluste entstehen durch die Zubereitung von Nahrungsmitteln.

Empfehlungen für die tägliche Vitaminzufuhr

Vitamine	DGE-Empfehlung	unsere Empfehlung
A	3000 IE	5000 IE
B_1	1,3 – 1,5 mg	5 mg
B_2	1,5 – 1,8 mg	5 mg
B_3	15 – 20 mg	60 mg
B_6	1,6 – 2,1 mg	6 mg
B_{12}	5 mcg	15 mcg
C	75 mg	250 mg
E	17,88 IE	60 IE
Folsäure	160 – 400 mcg	800 – 1200 mcg

IE = internationale Einheiten   mcg = Microgramm   mg = Milligramm

Empfehlungen für die tägliche Mineralstoff- und Spurenelementezufuhr

Mineralstoffe/ Spurenelemente	DGE-Empfehlung	unsere Empfehlung
Calcium	800 – 900 mg	1 g
Magnesium	300 – 400 mg	500 mg
Kalium	3 – 4 g	4 g
Jod	180 – 200 mcg	200 mcg
Eisen	12 – 18 mg	12 – 18 mg
Selen	20 – 100 mcg*	100 mcg
Zink	15 mg	20 mg

g = Gramm, mg = Milligramm, mcg = Microgramm
DGE = Deutsche Gesellschaft für Ernährung
*Schätzwert

Mikronährstoffe als Fettverbrenner

Sicher ist Ihnen schon aufgefallen, dass manche bei gleicher Kalorienzufuhr schlank werden, während andere Schwierigkeiten haben, ihr Gewicht zu verringern. Neben einer entsprechenden genetischen Veranlagung spielen vor allem die Funktionsfähigkeit der Schilddrüse und die Aktivität der körpereigenen Kraftwerke (Mitochondrien) eine entscheidende Rolle. Mitochondrien sind die Brennkammern der Zellen. Hier wird das Fett aus den Depots in Energie umgewandelt.

Fett, das einmal in den Speichern an Po, Hüfte und Bauch abgelagert ist, kann aber nur unter bestimmten Bedingungen wieder aus diesen herausgeholt und verbrannt werden. Doch die Fettzellen, von denen schlanke Menschen etwa 30 Milliarden, Übergewichtige mehr als 100 Milliarden besitzen, geben ihren Inhalt nicht so schnell her.

Wir nehmen nur dann ab, wenn wir mehr Kalorien verbrauchen, als wir täglich zu uns nehmen. Ist dies der Fall, muss der Organismus auf seine Fettreserven zurückgreifen. Jede Fettzelle besitzt zahlreiche Rezeptoren, das sind Andockstellen für verschiedene Hormone. Über diese Rezeptoren bekommt die Fettzelle Informationen, ob sie mehr Fett einbauen oder Fett abgeben soll. Der Fettabbau funktioniert aber nur dann reibungslos, wenn alle notwendigen Vitamine, Mineralstoffe, Spurenelemente und Eiweißbausteine in ausreichender Menge im Organismus vorhanden sind.

Jod kurbelt den Stoffwechsel an

Schilddrüsenhormone erhöhen den Grundumsatz, geben an die Fettzellen den »Startschuss« für die Fettfreisetzung und machen sie aufnahmefähiger für andere Hormone, die den Fettabbau beschleunigen. Aus diesem Grund sind Menschen, die unter einer Überfunktion der Schilddrüse leiden, meist sehr schlank. Ihre Fettzellen neigen eher zum Fettabbau als zum -aufbau. Bei kräftigen Menschen läuft die Schilddrüse aber oft auf Sparflamme und produziert nur geringe Mengen der Fett abbauenden Schilddrüsenhormone. Deshalb sollten Sie, wenn Sie Gewichtsprobleme haben, auch mit Ihrem Hausarzt sprechen, ob eine Schilddrüsenstörung vorliegt, die behandelt werden muss. Zur reibungslosen Hormonproduktion benötigt die Schilddrüse ausreichend Jod. In Deutschland, einem »Jodmangelgebiet«, ist die Versorgung mit diesem wichtigen Spurenelement oft nicht sichergestellt. Deshalb werden einige Nahrungsmittel mit Jod angereichert. Bevorzugen Sie, wenn Sie nicht unter einer Schilddrüsenerkrankung leiden, vor allem jodhaltige Lebensmittel (Seefisch) und jodangereicherte Nahrungsmittel (Brotsorten, Kräuterquark etc.). Das erleichtert in vielen Fällen die Gewichtsreduktion. Im Alltag empfiehlt sich die regelmäßige Verwendung von Jodsalz.

Die richtigen Vitalstoffe beschleunigen den Fettabbau

Auch für Stresshormone wie Adrenalin und Noradrenalin haben die Fettzellen Rezeptoren. Der Kontakt zu diesen Hormonen gibt der Fettzelle das Signal, sich zu entleeren und das Fett zur Energiegewinnung bereitzustellen. Stresshormone werden aber nicht nur gebildet, wenn wir Ärger mit dem Chef haben. Auch bei Kälte, Hunger und Sport produziert unser Organismus mehr von diesen schlank machenden Hormonen. Zu ihrer Herstellung werden aber große Mengen Vitamin C, Eiweiß, Magnesium, Vitamin B_6 und auch Mangan benötigt. Fehlen diese Mikronährstoffe in der Ernährung, wird der Fettabbau blockiert. Trotz Diät nehmen wir nicht so viel ab, wie wir gerne möchten.

Sind nun die Speicherfette, die Triglyceride, mit Hilfe der Schilddrüsen- und Stresshormone aus den Fettzellen befreit worden, müssen sie dorthin gelangen, wo sie verbrannt und zu Energie umgewandelt werden können − in die Mitochondrien. Doch um dorthin zu gelangen, ist das Fett erneut auf einen wichtigen Stoff angewiesen − das L-Carnitin. Dieser Aminosäure-ähnliche Stoff schleust Fett in die Verbrennungsöfen der Zellen. Während einer Diät ist die Zufuhr von Carnitin, das vor allem in Fleisch enthalten ist, gering. Deshalb empfiehlt es sich, die körpereigene Carnitinsynthese anzuregen. Mit Hilfe von Vitamin C, Eisen und den Vitaminen B_3 und B_6 kann unser Organismus aus den Aminosäuren Methionin und Lysin, die unter anderem in Milchprodukten, Bohnen, Geflügel und Fisch vorkommen, selber Carnitin bilden. Eine andere Möglichkeit ist die Zufuhr von Carnitin als Nahrungsergänzung. Entsprechende Präparate sind in Apotheken erhältlich.

Wenn Sie den Fettabbau beschleunigen wollen, sollten Sie deshalb auf eine ausreichende Zufuhr von Vitamin C, Eisen, B-Vitaminen, Jod, Magnesium und Eiweiß achten. Um die freigesetzten

Fettsäuren zu verbrennen, ist aber auch hier Bewegung unbedingt notwendig. Ohne Bewegung wird das freigesetzte Fett, das nicht verbrannt werden kann, nach einiger Zeit wieder in die Fettzellen zurückverlagert.

Koffein lässt die Pfunde schmelzen

Kaffeetrinker können sich freuen, denn Koffein macht nicht nur wach, sondern regt offensichtlich den Stoffwechsel an und erhöht so den Kalorienverbrauch. Ein Tässchen Kaffee nach dem Essen regt die Thermogenese an und lässt uns deshalb nicht so schnell dick werden. Die Wirkung von Koffein auf den Fettabbau wird in manchen Untersuchungen mit den Effekten von leichter körperlicher Betätigung verglichen. Auch die sportliche Leistungsfähigkeit wird durch einige Tassen Kaffee deutlich gesteigert (Debry, 1994).

Im Rahmen der Stufen-Diät sind zwei Tassen Kaffee täglich ab der 800-Kalorien-Stufe erlaubt.

Das Wichtigste in Kürze

1. Vitamine, Mineralstoffe und Spurenelemente sind lebenswichtige Wirkstoffe, die unser Organismus nicht selbst herstellen kann. Sie müssen regelmäßig mit der Nahrung zugeführt werden.

2. In der Vergangenheit ging man davon aus, dass eine ausgewogene Ernährung den Bedarf an Mikronährstoffen leicht decken kann. Heute mehren sich Anzeichen dafür, dass die von der Deutschen Gesellschaft für Ernährung empfohlenen Mengen an Mikronährstoffen zwar vor so genannten Vitaminmangelkrankheiten schützen können, eine optimale Versorgung damit aber noch nicht gewährleistet ist.

3. Wird die Kalorienzufuhr, z. B. im Rahmen von Gewichtsreduktionskuren, reduziert, können nicht einmal die empfohlenen Mindestmengen an Mikronährstoffen aus der Nahrung gedeckt werden.

4. Vitamin C, B-Vitamine, Jod, Magnesium, Eisen und Mangan begünstigen, zusammen mit bestimmten Eiweißbausteinen, den Fettabbau und die Fettverbrennung.

5. Deshalb sollten Sie bei Diäten zur Gewichtsreduktion die tägliche Nahrung immer mit Multivitamin-, Multimineralstoff- und Spurenelementpräparaten ergänzen. Nach der Kur sollten Sie die Multivitaminpräparate weiter einnehmen.

6. Koffein beschleunigt ebenfalls den Fettabbau. Im Rahmen der Stufen-Diät sind deshalb zwei Tassen Kaffee ab der 800-Kalorien-Stufe erlaubt.

4. Kapitel

Das Bewegungsprinzip in der Stufen-Diät

In diesem Kapitel erfahren Sie,

▶ wie Bewegung Ihnen beim Abnehmen helfen kann,

▶ warum Sie auch nach dem Sport noch zusätzliche Kalorien verbrennen,

▶ wie Arbeit in Haus und Garten Ihre Diät unterstützen kann,

▶ wie Sie die richtige Trainingsdosis bestimmen können,

▶ wie Sie gezielt an Problemzonen abnehmen können.

Bewegung hilft beim Abnehmen und stärkt die Muskeln

Vor einiger Zeit rechnete uns ein Gast vor, dass Bewegung keine geeignete Methode sei, um abzunehmen. Der Durchschnittssportler würde während einer Trainingsstunde zu wenig Kalorien verbrauchen. Eine halbe Tafel Schokolade nach dem Sport würde die durch Training verbrauchten zusätzlichen Kalorien bereits wieder ausgleichen. Der gewichtsreduzierende Effekt sei dadurch gleich Null. Frank L., ein 27-jähriger Student der Betriebswirtschaft, den wir seit Jahren kennen, ist der Beweis für das Gegenteil. Vor sechs Jahren wog er bei einer Größe von 1,82 Metern noch gut 110 Kilogramm. Seine Figur war massig und ohne erkennbares Muskelrelief, Fett dominierte seinen Körper, und sein Bauch war größer als sein Brustumfang. Es fehlte ihm einfach jede sportliche Ausstrahlung. Heute, sechs Jahre später, ist er ein gutes Beispiel dafür, dass mit Sport Figur und Gewicht optimiert werden können. Zunächst lief er, mehr zum Spaß, zweimal wöchentlich etwa 30 Minuten langsam in einem nahe gelegenen Wald. Als ihm das zu langweilig wurde, belegte er in einem Volkshochschulkurs Gymnastik und Konditionstraining. Danach wagte er sich ins Fitness-Studio. Heute ist er als Fitnesstrainer in diesem Studio tätig. Seine Gewichts- und Körperbilanz sieht so aus: Bereits nach $1^1/_2$ Jahren hatte er 34 Kilo Fett verloren, die Waage blieb bei 76 Kilogramm stehen. In der folgenden Zeit begann er im Fitness-Studio mit einem Muskelaufbautraining. Heute sind es wieder 85 Kilogramm Muskeln pur. Damit liegt er immer noch 25 Kilogramm unter seinem Ausgangsgewicht. Gerade richtig bei einer Größe von 182 Zentimeter.

Sie werden jetzt vielleicht ungläubig fragen, ist diese Veränderung wirklich nur durch Sport zustande gekommen? Frank L. sagt dazu: »Bereits nach 14 Tagen Sport merkte ich die ersten Veränderungen. Die Waage deutete bereits einen leichten Gewichtsverlust an. Den Gürtel meiner Hose konnte ich schon ein Loch enger schnallen, und ich fühlte mich ganz einfach frischer und leistungsfähiger. Durch den Sport hatte ich natürlich auch weniger Hunger auf Süßigkeiten. Nach und nach stellte ich auch meine Trinkgewohnheiten um, bevorzugte Mineralwasser anstelle alkoholischer Getränke und süßer Limonaden. Ich glaube, dass die aufgezählten Faktoren gemeinsam an dem bei mir deutlich sichtbaren Gewichtsverlust beteiligt waren. Aber ohne Sport wäre ich nie schlank geworden.«

Bewegung für eine gute Figur

Diäten, die allein durch eine strenge Kalorienreduktion, das heißt ohne jegliches Bewegungstraining, eine einfache und dauerhafte Gewichtsreduktion sowie eine knackige Figur versprechen, sind nach unserer Meinung unseriös. Natürlich kann man mit sehr unterschiedlichen Abmagerungskuren für kurze Zeit Gewicht verlieren. Jedoch ist der Diäterfolg nur sehr selten von längerer Dauer. Die verlorenen Kilos setzen sich nur zu einem geringen Teil aus abgebautem Fettgewebe zusammen. Auch Eiweiß, Muskelmasse, Glykogen aus den Energiespeichern und Wasser gehen in nicht unerheblicher Menge während einer Diät verloren und tragen zu einem kurzfristigen Gewichtsverlust bei. Dieser kann aber nach der Diät meist nicht lange gehalten werden.

Wer seine Diätbemühungen durch ein gezieltes Bewegungstraining unterstützt, kann seine Muskeln auch während der Diät erhalten und dadurch den Fettabbau fördern. Nach der Diät verhindern die Muskeln, dass die Haut schlaff wird, und sorgen für eine attraktive Silhouette.

Hinzu kommt noch, dass der Körper während einer Diät den Stoffwechsel drosselt und in der Folgezeit weniger Kalorien benötigt werden. Der Grundumsatz läuft auf Sparflamme, und es wird

immer schwieriger, noch weiter abzunehmen oder das erreichte
Gewicht zu halten. Die nächste Diät ist dann schon fast vorprogrammiert. Verhindern lässt sich das am besten durch ein Bewegungstraining. Sie verbrauchen dadurch nicht nur während des
Sports mehr Kalorien, sondern Sie haben auch noch bis zu 24
Stunden danach einen erhöhten Energieumsatz. Selbst wenn Sie
nach dem Sport die Beine hochlegen und fernsehen – Ihr Stoffwechsel läuft weiter auf Hochtouren und baut kleine Fettpölsterchen ab.

Kalorien verbrennen im Feuer des Sports

Möglich wird das durch die mit Hilfe körperlicher Bewegung akti-
vierte Thermogenese. Thermogenese bedeutete Wärmebildung.
Beim Menschen ist hier vor allem die Wärmebildung aus Nah-
rungsbestandteilen gemeint. Unser Organismus kann Energie, die
wir ihm in Form von Nahrung zuführen, entweder als Fettpolster
speichern oder als Wärme nach außen abgeben. Schlanke Menschen bilden in der Regel bei der Nahrungsaufnahme mehr
Wärme als Übergewichtige. Personen mit einer guten Thermogenese verbrauchen bis zu 400 Kalorien täglich mehr als schlechte
»Wärmeproduzenten«.

Durch Einschränkung der Nahrungskalorien nimmt auch die
Thermogenese ab, der Kalorienbedarf sinkt weiter, wir nehmen
schlechter ab. Wissenschaftler weisen darauf hin, dass durch kör-
perliches Training die Thermogenese angeregt (Kindermann/Rost,
1991) und dadurch das gefürchtete Absinken des Grundumsatzes
verhindert werden kann. Wenn Sie mit der Stufen-Diät erfolgreich sein wollen und aus einem aktiveren Lebensstil gesundheitlichen Nutzen ziehen möchten, müssen Sie aber kein Marathon-
training absolvieren.

Sie sollten im Rahmen der Stufen-Diät täglich durch flottes

Spazierengehen, langsames Joggen oder mit Hilfe speziell ausge-
wählter Gymnastik- und Muskelübungen 200 Kalorien zusätzlich
verbrauchen. Die Ausdauersportarten können Sie frei wählen.
Täglich sollten aber durch Gymnastik mindestens 50 Kalorien zusätzlich verbraucht werden. Ihr tägliches Übungschema sieht fol-
gendermaßen aus: 50 Kalorien Gymnastik + 150 Kalorien durch
Ausdauersport. Mehr muss es nicht sein. Wie lange Sie laufen,
schwimmen, spazierengehen oder radfahren müssen, können Sie
der folgenden Tabelle entnehmen.

Zusätzlicher Energieverbrauch durch Bewegung in Kalorien

Zeit	15 Min.	30 Min.	45 Min.	60 Min.
Gehen (4 km/h)	~ 50	~ 100	~ 150	~ 200
Marschieren (6 km/h)	~ 100	~ 200	~ 300	~ 400
Laufen (8 km/h)	~ 100	~ 200	~ 300	~ 400
Laufen (10 km/h)	~ 150	~ 300	~ 450	~ 600
Radfahren (10 km/h)	~ 50	~ 100	~ 150	~ 200
Radfahren (20 km/h)	~ 150	~ 300	~ 450	~ 600
Gymnastik	~ 50	~ 100	~ 150	~ 200
Schwimmen (langsam)	~ 50	~ 100	~ 150	~ 200
Schwimmen (2 km/h)	~ 150	~ 300	~ 450	~ 600

(Berechnungsgrundlage ca. 70 Kilogramm Körpergewicht)
Tabelle in teilw. Anlehnung an Nöcker, J., Die Ernährung des Sportlers,
Schorndorf 1983

Um fit zu bleiben, können Sie sich auch gezielt noch in Haus und Garten betätigen und so beim »Alltagssport« zusätzliche Kalorien verbrennen.

Alltagstätigkeiten	Kalorienverbrauch pro Stunde
Hausputz (Wischen, Fensterputzen)	ca. 150 – 250
Holz hacken	ca. 330
Wände streichen	ca. 130 – 300
Betten machen	ca. 130
Blätter wegfegen	ca. 200
Gartenarbeit	ca. 300 – 400

So bestimmen Sie Ihre individuelle Trainingsbelastung

Um bei der Stufen-Diät durch Sport einen optimalen Fettabbau zu ermöglichen und das Herz-Kreislaufsystem zu trainieren, sollte sich Ihr Puls in dem von uns vorgeschlagenen Herzfrequenzbereich befinden. Sie können Ihre Werte der nachstehenden Tabelle entnehmen. Während des Trainings können Sie Ihren Puls entweder am Handgelenk oder an der Halsschlagader ertasten. Bestimmen Sie sofort nach dem Training 15 Sekunden lang die Pulsfrequenz und multiplizieren Sie den ermittelten Wert mit 4. So erhalten Sie die Herzschlagfrequenz pro Minute.

Einfacher und genauer ist die Herzfrequenzbestimmung mit einem Pulsmessgerät. Mit diesem Gerät, das Sie in Sportfachgeschäften kaufen können, haben Sie den Puls während des gesamten Trainings unter Kontrolle.

Richtwerte für die Pulsunter- und Pulsobergrenze (Herzfrequenz pro Minute) in den einzelnen Altersstufen

Jahre	Pulsuntergrenze	Pulsobergrenze
30	133	142
40	126	135
50	119	127
60	112	120
70	105	112

Unsere Empfehlung: Trainieren Sie nahe der Pulsuntergrenze. Sollte Ihr persönliches Alter zwischen unseren Altersangaben liegen, dann richten Sie sich nach den niedrigeren Pulswerten.

Ihre persönliche Richtpulsfrequenz können Sie aber auch nach folgender Formel berechnen: 220 minus Alter multipliziert mit 0,70 (Pulsuntergrenze) oder 0,75 (Pulsobergrenze) = Richtpulsfrequenz pro Minute.

Übungen für Problemzonen

Haben Sie auch schon oft den Satz gehört: »Ich habe prima abgenommen, nur nicht an den richtigen Stellen«? Wundern Sie sich nicht, denn diese Feststellung wird nach einer Diät häufig gemacht. Es sind die so genannten Problemzonen, an denen, trotz eiserner Disziplin, auch nach der Diät noch kleine Pölsterchen sitzen. Bauch, Po, Hüften und Oberschenkel sind davon am häufigsten betroffen. Wir haben für diese Körperregionen hochwirksame Übungen zusammengestellt, die Sie am besten gleich zu Beginn der Stufen-Diät in Ihr Programm einplanen und während der gesamten Zeit täglich durchführen.

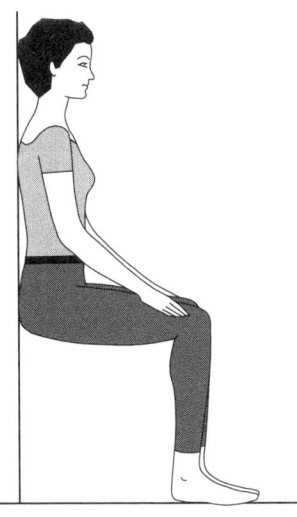

Übung 1: Oberschenkel

(Achtung: Nicht durchführen, wenn Sie Probleme mit den Knien haben.)

Stellen Sie sich mit dem Rücken an die Wand. Gehen Sie nun in die Hockstellung, die Unterschenkel sollten dabei mit den Oberschenkeln einen rechten Winkel bilden. Lehnen Sie sich an die Wand an und halten Sie diese Stellung 60 Sekunden lang. Steigern Sie die Dauer in der zweiten und dritten Woche um jeweils 30 Sekunden.

Übung 2: Oberschenkel, Po, Bauch

Stellen Sie sich gerade hin, stellen Sie sich auf die Zehenspitzen und spannen Sie die Po-, Bauch- und Oberschenkelmuskulatur fest an. Halten Sie die Spannung 5 Sekunden, gehen Sie dann wieder auf die Fußsohlen zurück. Wiederholen Sie diese Übung 30-mal in der ersten Woche, und steigern Sie in den folgenden zwei Wochen um jeweils 30 Wiederholungen.

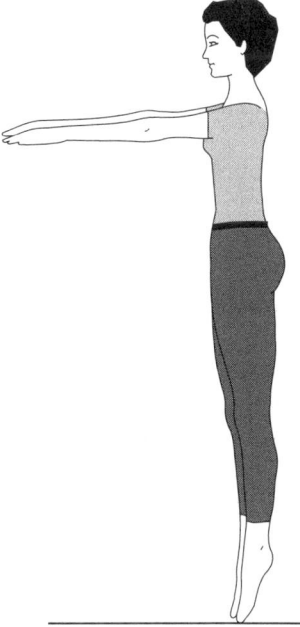

Übung 3: Bauch

Legen Sie sich auf den Rücken, winkeln Sie die Beine an und legen Sie die Hände an die Schläfen. Die Ellenbogen müssen dabei gestreckt nach außen zeigen (nicht an die Ohren legen). Schauen Sie zur Decke und heben Sie den Kopf und die Schultern ohne Schwung etwas vom Boden ab, bis Sie eine deutliche Anspannung der Bauchmuskeln verspüren (das sind oft nur einige Zentimeter). Wiederholen Sie diese Übung in der ersten Woche 30-mal und steigern Sie in den beiden folgenden Wochen um jeweils 30 Wiederholungen.

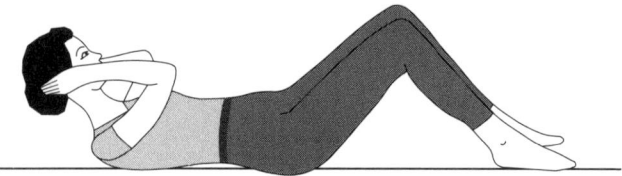

Übung 4: Hüfte

Legen Sie sich auf eine Körperseite. Der Kopf kann dabei auf dem Boden liegen oder auf dem angewinkelten Arm abgestützt werden. Das oben liegende, ausgestreckte Bein wird nun langsam und ohne Schwung seitlich in Richtung Zimmerdecke gehoben und langsam wieder abgesenkt. Nicht ablegen! Wiederholen Sie die Übung mit jedem Bein 30-mal und steigern Sie in den beiden folgenden Wochen um jeweils 30 Wiederholungen.

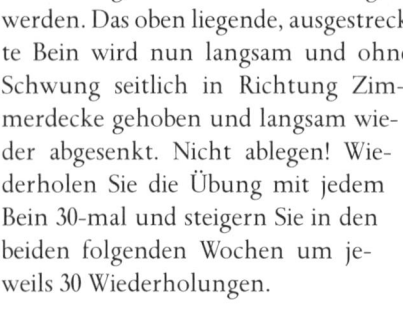

Das Wichtigste in Kürze

1. Wenn Sie während der Stufen-Diät Sport treiben, dann können Sie monatlich zusätzlich ein Kilogramm Fett abbauen. Sie müssen täglich nur 200 Kalorien durch Bewegung verbrauchen. Wie lange Sie welche Sportart betreiben müssen, entnehmen Sie bitte den vorstehenden Tabellen.

2. Sie verbrauchen nach einer halben Stunde körperlicher Aktivität in den folgenden 24 Stunden deutlich mehr Kalorien als Personen, die keinen Sport treiben.

3. Durch Sport verhindern Sie, dass Ihr Grundumsatz während einer Diät auf Sparflamme schaltet.

4. Durch Sport können Sie Fett besser verbrennen. Bei körperlicher Aktivität wird mehr Sauerstoff eingeatmet und zu den Geweben transportiert. Fett benötigt diesen Sauerstoff zur Umwandlung in Energie. Fett verbrennt in der Flamme des Sauerstoffs.

5. Durch regelmäßige Bewegung können Sie zusätzlich Muskeln aufbauen. Ein muskulöser Körper verbraucht auch beim Schlafen, Fernsehen und Faulenzen mehr Energie als ein gleich schwerer Körper mit Fettpölsterchen.

5. Kapitel

Das psychologische Prinzip
der Stufen-Diät

In diesem Kapitel erfahren Sie,

▶ wie Sie die richtige geistige Einstellung zur Diät bekommen,

▶ warum Sie von den mentalen Trainingsmethoden der Leistungssportler profitieren können,

▶ warum volle Teller Übergewichtigen zum Verhängnis werden können.

Eine erfolgreiche Diät beginnt im Kopf

Ein Seiltänzer wurde einmal von einem kleinen Mädchen gefragt: »Wie machst du das? Ich würde auch gerne auf dem Seil laufen können.«

Der Seiltänzer antwortete: »Das ist ganz einfach. Du musst nur jeden Tag üben. Genauso wichtig ist es aber, dass du jeden Tag für ein paar Minuten deine Augen schließt und schon einmal in Gedanken über das Seil läufst.«

Von Weltklasse-Hochspringern weiß man, dass sie oft ähnlich verfahren. Einige haben im Schlafzimmer die Höhe an der Wand markiert, die sie im nächsten Wettkampf überspringen wollen. Jeden Abend, wenn sie zu Bett gehen, schauen sie sich die Sprunghöhe an, schließen die Augen und stellen sich vor, wie sie über die neue »Rekordhöhe« springen. Oft wird dieses ungewöhnliche geistige »Zusatztraining« anschließend mit Erfolg belohnt.

Seiltänzer und Leistungssportler praktizieren eine Methode, die unter dem Begriff »Mentales Training« bekannt geworden ist und nicht nur im Sport, sondern auch in vielen anderen Lebensbereichen und in der Therapie erfolgreich eingesetzt wird. Unter mentalem Training versteht man eine Methode, bei der man sich das angestrebte Ziel mehrmals täglich bildhaft vor Augen führt. Auch Sie können mit dieser Methode den Erfolg Ihres Diätprogramms positiv beeinflussen. Sie müssen sich nur mehrmals täglich Ihre neue Figur in entspanntem Zustand als Bild vorstellen. Am besten gelingt das Verfahren, wenn Sie noch ein Foto aus »schlankeren Tagen« haben. Schauen Sie sich dieses Bild an, und stellen Sie sich anschließend im entspannten Zustand vor, wie Sie in Ihre frühere Figur wieder hineinwachsen. Gibt es aus dieser Zeit kein Bild mehr, dann lassen Sie Ihre Traumfigur vor dem inneren Auge mehrmals täglich entstehen. Viele Diäten scheitern nämlich nicht nur am Hungergefühl, sondern auch an der fehlenden Vorstellung einer schlanken Figur.

Bevor Sie die erste Kalorientabelle studieren, das erste Diät-gericht kochen, müssen Sie zunächst Ihr Unterbewusstsein auf »schlank« programmieren. Nur wenn Sie sich Ihre zukünftige schlanke und sportliche Figur bildhaft vorstellen können und da-durch auch Ihr Ziel plastisch vor Augen haben, wird sich auch Ihr Körper in die gewünschte Richtung verändern. Dabei ist es egal, ob Sie schon als Kind kräftiger als die anderen waren oder ob sich das Übergewicht erst im Laufe der Jahre langsam eingeschlichen hat. Es spielt auch keine Rolle, ob dies der erste oder der zehnte Versuch einer Gewichtskorrektur ist. Sie können Ihr Wunsch-gewicht erreichen. Tun Sie den ersten Schritt in Richtung Traum-figur: Programmieren Sie Ihr Unterbewusstsein auf schlank. Mo-dellieren Sie in Ihrer Phantasie den neuen Wunschkörper. Auch wenn das zunächst für Sie exotisch und unwahrscheinlich klingen sollte, versuchen Sie es dennoch. Sie werden von dem Erfolg über-rascht sein.

Anleitung zum mentalen Schlankheits-training

Am besten üben Sie dieses Verfahren vor dem Einschlafen. Sie lie-gen entspannt auf dem Rücken im Bett und haben die Augen ge-schlossen. Versuchen Sie nun, sich tiefer und tiefer zu entspannen, indem Sie sich auf Ihren Atemrhythmus konzentrieren. Beobach-ten Sie, wie Sie ganz ruhig und tief ein- und ausatmen und wie mit jedem Atemzug Ihre Entspannung tiefer wird.

Stellen Sie sich, sobald Sie einen optimalen Entspannungszu-stand erreicht haben, Ihre neue Körperfigur intensiv als Bild oder einen vor Ihren Augen ablaufenden Film vor, und freuen Sie sich über Ihre vorweggenommene Traumfigur. Führen Sie dieses Trai-ning einige Minuten durch, nehmen Sie dann Ihre gewohnte Schlafhaltung ein und schlafen Sie in dem beruhigenden Bewusstsein ein, dass Ihre Traumfigur bald Wirklichkeit wird. Wiederholen Sie diese Übung jeden Abend vor dem Einschlafen.

Was haben volle Teller und fehlendes Zeitgefühl mit dem Körpergewicht zu tun?

Unterscheidet sich das Essverhalten von schlanken und übergewichtigen Personen? Diese Frage wird unterschiedlich beantwortet. Übergewichtige glauben häufig, dass ihr Essverhalten dem der Normalgewichtigen entspricht. Vor einigen Jahren haben Wissenschaftler zu diesem Thema einige interessante Experimente durchgeführt.

Im ersten Versuch wurden Normal- und Übergewichtige in verschiedenen Räumen untergebracht. Da einerseits kein Tageslicht in den Raum fiel und andererseits den Versuchspersonen die Uhren abgenommen wurden, war eine zeitliche Orientierung nicht möglich. Essen konnten sie jedoch jederzeit. Das Ergebnis: Normalgewichtige Personen bekamen in regelmäßigen Abständen, meist alle vier bis fünf Stunden, Hunger. Personen mit Übergewicht dagegen waren schneller hungrig. Ein bis zwei Stunden nach einer ausgiebigen Mahlzeit verlangten sie schon das nächste Essen.

In der zweiten Untersuchung mussten die beiden Gruppen einen Teller mit Suppe auslöffeln. Was die Versuchspersonen aber nicht wussten: Die Teller waren so präpariert, dass über den Tellergrund ständig Suppe mit einem Schlauch nachgepumpt wurde, ohne dass die Suppenesser das merkten. Die Normalgewichtigen hörten nach etwa einem halben Tellerinhalt auf und schöpften Verdacht. Übergewichtige hingegen löffelten, ohne etwas zu ahnen, bis zu fünf Teller aus (Axt/Ruis, 1989).

Beide Untersuchungen machen deutlich, dass Übergewichtige und Normalgewichtige ihr Essverhalten unterschiedlich kontrollieren. Normalgewichtige sind eher körperorientiert. Die Menge der aufgenommenen Nahrung wird vor allem vom natürlichen Hunger- und Sättigungsgefühl gesteuert. Sobald die Nahrungsmenge den Bedarf an Nährstoffen überschreitet, beenden sie das Essen, unabhängig davon, wie viel Nahrung sich noch auf dem Teller befindet. Übergewichtige dagegen sind eher ergebnisorientiert. Sie beenden die Nahrungsaufnahme in der Regel erst dann, wenn der Teller leer ist, unabhängig davon, wie viel Nahrung auf dem Teller war.

Verlassen Sie sich deshalb nicht auf Ihr Gefühl, wenn Sie schlank werden wollen. Beim Abnehmen gilt der alte Lenin-Spruch »Vertrauen (in das Gefühl) ist gut, Kontrolle ist besser.« Kontrollieren Sie deshalb Ihre Nahrungsaufnahme genau. Verändern Sie unsere Vorgaben nicht. Wiegen Sie die Nahrungsmengen ab, oder verwenden Sie Produkte mit exakten Kalorienangaben. Das ist zunächst etwas aufwendig, mit der Zeit trainieren Sie aber dadurch Ihr Gefühl für Nahrungsmengen und Kalorien. So können Sie auch nach der Diät gut abschätzen, was Sie zu sich nehmen. Allen, die immer noch der Meinung sind, dass sie eigentlich nichts essen und trotzdem zunehmen, empfehlen wir, vor Diätbeginn einmal ein Tagebuch zu führen, in dem sie alles notieren, was sie täglich zu sich nehmen. Vergessen Sie auch nicht die Handvoll Erdnüsse beim Fernsehen, den Apfel zwischendurch und die Praline zum Kaffee. Anhand von Nahrungsmitteltabellen lässt sich dann die tägliche Kalorienmenge einfach bestimmen. Das Ergebnis wird Sie überraschen!

Das Wichtigste in Kürze

1. *Unter mentalem Training versteht man eine Methode, bei der man sich das angestrebte Ziel mehrmals täglich bildhaft vor Augen führt.*

2. *Mit dieser Methode können Sie den Erfolg der Diät günstig beeinflussen. Üben Sie mehrmals täglich.*

3. *Übergewichtige übersehen oft den Kaloriengehalt von Zwischenmahlzeiten. Wenn Sie langfristig schlank bleiben wollen, verdrängen Sie nicht die zusätzlichen Kalorien aus Ihrem Bewusstsein.*

6. Kapitel

Der Gesundheitswert der Stufen-Diät

In diesem Kapitel erfahren Sie,

- welche Auswirkungen auf Gesundheit, Vitalität und Wohlbefinden die Stufen-Diät hat,
- auf welche Weise Sie den Gesundheitserfolg der Stufen-Diät kontrollieren können.

Kontrollieren Sie den Diäterfolg

Wenn Sie sich für die Stufen-Diät entschieden haben, können Sie im Prinzip schon morgen mit dem Abnehmen beginnen. Umfangreiche Vorbereitungen sind nicht notwendig. Dennoch können Ihnen unsere nachstehenden Empfehlungen das Durchhalten erleichtern und helfen, einen langfristigen Diäterfolg zu erzielen. Außerdem möchten wir Ihnen auch den gesundheitlichen Nutzen dieser Diät nahe bringen.

Mit der Stufen-Diät können Sie nämlich nicht nur gut abnehmen, auch Ihre Gesundheit und Leistungsfähigkeit profitiert langfristig von der Ernährungsumstellung. Sie fühlen sich danach nicht nur subjektiv besser, haben mehr Energie und Schwung, sondern die Stufen-Diät führt auch zu objektiv messbaren Veränderungen. Zahlreiche Blutwerte, soweit diese vorher von den Normalwerten abwichen, werden sich nach erfolgreicher Diät positiv verändern.

Folgende Blutwerte und Parameter sollten Sie deshalb vor und unmittelbar nach der Stufen-Diät untersuchen lassen. Sie können daran wunderbar ablesen, wie gut die Diät Ihrem Organismus getan hat.

Bitte tragen Sie Ihre Ergebnisse in den Diät-Kontrollbogen im Anhang ein. Die linke Spalte füllen Sie bitte vor der Diät aus, in die rechte Spalte tragen Sie die unmittelbar nach der Diät ermittelten Werte ein. Die Normalwerte entnehmen Sie bitte der Tabelle.

Blutwerte und Untersuchungsergebnisse, die zuvor von den Normwerten abgewichen waren, können durch die Diät in den Normbereich zurückgebracht werden. Ihre körperliche Leistungsfähigkeit wird sich verbessern und Ihr Gewicht wird deutlich niedriger sein. Das alles wirkt sich langfristig positiv auf Ihre Gesundheit aus. Bitte beachten Sie aber, dass Harnsäurewerte zu Beginn der Diät ansteigen können, wenn nicht auf eine ausreichende Flüssigkeitszufuhr geachtet wird.

Parameter, die durch die Stufen-Diät positiv beeinflusst werden können

Parameter	Normalwerte
Körpergewicht	siehe Tabelle
Blutdruck	140/80 mmHG
PWC 130 (physical	Männer: 1,5 Watt/kg KG
working capacity 130)	Frauen: 1,25 Watt/kg KG

sowie die Blutwerte:	
Cholesterin	180 – 200 mg/dl
HDL-Cholesterin	Männer > 55 mg/dl
	Frauen > 65 mg/dl
LDL-Cholesterin	< 150 mg/dl
Triglyceride	bis 125 mg/dl
Harnsäure	Frauen: 2,5 – 5,7 mg/dl
	Männer: 3,5 – 6,5 mg/dl
Glucose (nüchtern)	70 – 90 mg/dl

mmHG = Millimeter auf der Quecksilbersäule = Maßeinheit für den Blutdruck   mg/dl = Milligramm eines Stoffes, der in einem Deziliter Blut enthalten ist   KG = Körpergewicht

Übergewicht, ein gesundheitliches Risiko

Übergewicht begünstigt zahlreiche Zivilisationskrankheiten. 85 Prozent der Patienten mit Zuckerkrankheit, jeder Zweite mit Bluthochdruck, mehr als 70 Prozent der Menschen, die unter Gicht leiden, und fast alle Personen, bei denen erhöhte Blutfettwerte festgestellt werden, sind übergewichtig. Das Operationsrisiko ist bei ihnen 2- bis 3-mal größer als bei Normalgewichtigen. Auch Lebererkrankungen, Gallensteine, Krampfadern, Gelenkab-

nutzungen und Wirbelsäulenveränderungen treten bei übergewichtigen Personen häufiger auf.

Welches Gewicht Sie gesund erhält, erfahren Sie aus der nachstehenden Tabelle. Das von Ihnen angestrebte Gewicht sollte im
Rahmen der für Ihre Körpergröße empfohlenen Richtwerte liegen. Dabei entsprechen die unteren Werte eher dem modernen
Schlankheitsideal. Die oberen Werte sind aber in der Regel vollkommen ausreichend, um gesund zu bleiben. Bitte merken Sie
sich: Um ein Kilogramm Fett zu verlieren, müssen Sie ca. 6000 Kalorien einsparen.

Richtgewicht für Erwachsene (ab 25 Jahre, ohne Kleidung):

Frauen		Männer	
Größe in cm	Gewicht in kg von – bis	Größe in cm	Gewicht in kg von – bis
150	42,5 – 51,5	160	54,0 – 63,0
151	43,5 – 52,5	161	55,0 – 64,0
152	44,0 – 53,5	162	56,0 – 65,0
153	45,0 – 54,5	163	56,5 – 66,0
154	46,0 – 55,5	164	57,5 – 67,0
155	47,0 – 56,5	165	58,5 – 68,0
156	47,5 – 57,5	166	59,5 – 69,5
157	48,5 – 58,5	167	60,5 – 70,5
158	49,5 – 59,5	168	61,0 – 71,5
159	50,0 – 60,5	169	62,0 – 72,5
160	51,0 – 62,0	170	63,0 – 73,5
161	52,0 – 63,0	171	64,0 – 74,5
162	52,5 – 64,0	172	65,0 – 75,5
163	53,5 – 65,0	173	65,5 – 76,5
164	54,5 – 66,0	174	66,5 – 77,5
165	55,0 – 67,0	175	67,5 – 78,5
166	56,0 – 68,0	176	68,5 – 80,0
167	57,0 – 69,0	177	69,5 – 81,0
168	58,0 – 70,0	178	70,0 – 82,0

Frauen		Männer	
Größe in cm	Gewicht in kg von – bis	Größe in cm	Gewicht in kg von – bis
169	58,5 – 71,0	179	71,0 – 83,0
170	59,5 – 72,0	180	72,0 – 84,0
171	60,5 – 73,0	181	73,0 – 85,0
172	61,0 – 74,0	182	74,0 – 86,0
173	62,0 – 75,0	183	74,5 – 87,0
174	63,0 – 76,0	184	75,5 – 88,0
175	63,5 – 77,0	185	76,5 – 89,0
176	64,5 – 78,0	186	77,5 – 90,5
177	65,5 – 79,5	187	78,5 – 91,5
178	66,5 – 80,5	188	79,0 – 92,5
179	67,0 – 81,5	189	80,0 – 93,5
180	68,0 – 82,5	190	81,0 – 94,5
181	69,0 – 83,5	191	82,0 – 95,5
182	69,5 – 84,5	192	83,0 – 96,5
183	70,5 – 85,5	193	83,5 – 97,5
184	71,5 – 86,5	194	84,5 – 98,5
185	72,0 – 87,5	195	85,5 – 99,5

Quelle: Axt I. u. P., 1984

Wenn der Druck zu hoch ist, leiden die Gefäße

Erhöhte Blutdruckwerte sind eine Hauptursache für Schlaganfälle und Herzerkrankungen. Mit der Stufen-Diät können Sie in vielen Fällen den Blutdruck günstig beeinflussen. Vor einigen Jahren war man noch der Meinung, dass mit zunehmendem Alter zwangsläufig auch die Blutdruckwerte ansteigen würden. Blutdruckwerte von 150/90 mmHg wurden bei älteren Menschen noch als »normal« akzeptiert. Heute weiß man, dass diese Werte bei einer entsprechenden Lebensweise auf einem wesentlich niedrigeren Niveau festgeschrieben werden können. Geben Sie sich deshalb nicht mit einem Minimum an Gesundheit und Fitness zufrieden. Für Ihren Körper und die Gesundheit sollten Sie immer das Optimum anstreben. Die Blutdruckmessung beim Arzt oder mit einem Heimgerät ergibt zwei Werte, den etwas höheren systolischen und den niedrigeren diastolischen Blutdruckwert. Der systolische Wert entsteht, wenn das Herz das Blut in den Körper pumpt, der diastolische, wenn sich das Herz im entspannten Zustand befindet. Muss das Herz einen hohen Druck aufbringen, um das Blut in die Gefäße zu pumpen, bedeutet das auf Dauer eine große Belastung für den Herzmuskel. Versuchen Sie deshalb, Ihre Blutdruckwerte im unteren Bereich zu halten. Im oberen, systolischen Bereich sollten sie zwischen 120 und 140 mmHg und im diastolischen Bereich zwischen 70 und 80 mmHg liegen.

PWC 130 – Marker für Kondition und Fitness

Die PWC 130 (physical working capacity 130) informiert Sie über die Leistungsfähigkeit Ihres Herz-Kreislaufsystems. Der Wert gibt an, welche Belastung (in Watt) Sie auf dem Fahrrad-Ergometer mit 130 Pulsschlägen in der Minute erreichen können. Diese Leistung muss in Relation zu Ihrem Gewicht und Ihrem Geschlecht gesehen werden. Als Normalwerte gelten für Männer 1,5 Watt pro Kilogramm Körpergewicht, für Frauen 1,25 Watt. Da diese Werte keine Maximalleistung darstellen, sind sie altersunabhängig. Jüngere gesunde Personen können den Test in jedem gut geführten Fitnessstudio durchführen lassen. Wenn Sie über vierzig Jahre alt sind oder unter Herzbeschwerden, hohem Blutdruck oder Zuckerkrankheit leiden, sollten Sie dazu einen Arzt aufsuchen. Nach unserer Diät sind Ihre PWC-130-Werte wahrscheinlich deutlich besser. Aus der nachstehenden Tabelle können Sie die Bewertung Ihrer Leistungsfähigkeit entnehmen.

Bewertungsskala für PWC 130 in Watt/kg

	3	2	1	Normwert	1	2	3
	geringe Leistung				hohe Leistung		
Männer	< 1,0	1,0	1,25	1,5	1,75	2,0	2,25
Frauen	< 0,65	0,85	1,05	1,25	1,45	1,65	1,85

Von guten und schlechten Blutfettwerten

Cholesterin ist Bestandteil zahlreicher tierischer Nahrungsmittel. Vor allem Eier, Wurst und Fleisch enthalten viel Cholesterin, pflanzliche Nahrungsmittel sind cholesterinfrei. In geringen Mengen ist Cholesterin lebensnotwendig und wird unter anderem für die Herstellung verschiedener Hormone benötigt. Ist der Blutcholesterinspiegel erhöht, liegt das, von einigen Ausnahmen abgesehen, meistens an einer falschen Ernährung. Das zuviel aufgenommene Cholesterin kann sich in den Blutgefäßen ablagern und dadurch zu Gefäßverstopfung und Arterienverkalkung führen. Durch die richtige Ernährung lässt sich der Cholesterinspiegel meist rasch in den »grünen Bereich« bringen.

Ein anderer Fettbestandteil des Blutes sind die Triglyceride. Auch diese stammen zum größten Teil aus der Nahrung und werden an Hüften, Po und Bauch als Fettpolster gespeichert. Bei erhöhten Triglyceride-Spiegeln fließt das Blut langsamer, und das Risiko für Herzinfarkt und Schlaganfall erhöht sich.

Erhöhter Harnsäurespiegel kann schmerzhaft werden

Harnsäure ist ein Abbauprodukt des Eiweißstoffwechsels und steigt vor allem dann an, wenn wir zuviel Fleisch (vor allem Innereien) und Hülsenfrüchte zu uns nehmen. Ist die Harnsäure zu hoch, lagert sie sich in Gelenken ab und verursacht einen schmerzhaften Gichtanfall. Mit unserer Diät können Sie den Harnsäurespiegel langfristig senken. Zu Beginn einer Diät kann es aber, bedingt durch den Abbau von Körpergewebe, zu einem vorübergehenden Anstieg der Harnsäure kommen. Medikamente gegen Gicht dürfen Sie deshalb in den ersten Tagen noch nicht absetzen. Wichtig ist auch, dass Sie täglich mindestens zwei Liter Wasser trinken. Auf Bier und Kaffee sollten Sie bei erhöhtem Harnsäurespiegel verzichten, da diese die Harnsäureausscheidung behindern können.

Wer zuviel isst, kann »süß« werden

Der im Blut zirkulierende Zucker (Glukose) ist der Treibstoff für unsere körperliche und geistige Leistungsfähigkeit. Nach jeder Nahrungsaufnahme steigt der Blutzucker an, das Hormon Insulin speichert den nicht benötigten »Kraftstoff« als Energiereserve in den Zellen. Übergewicht kann dieses sinnvolle System durcheinander bringen, der Blutzucker ist dann ständig erhöht und schädigt auf Dauer Blutgefäße und Organe. Allein durch Bewegung und Diät können viele Zuckerkranke den Blutzuckerspiegel wieder in den normalen Bereich bringen. Wenn Sie allerdings zuckerkrank sind, sollten Sie vor der Diät auf jeden Fall mit Ihrem behandelnden Arzt sprechen.

Das Wichtigste in Kürze

1. Mit der Stufen-Diät lassen sich verschiedene Parameter, unter anderem Blutwerte, Blutdruck und Leistungsfähigkeit, positiv beeinflussen.

2. Um den positiven Wert der Stufen-Diät auf Ihre Gesundheit zu dokumentieren, lassen Sie bitte die angegebenen Werte vor der Diät und danach überprüfen.

7. Kapitel

Die Praxis der Stufen-Diät

In diesem Kapitel erfahren Sie,

▶ wie Sie die Stufen-Diät erfolgreich in die Praxis umsetzen können,

▶ wann der richtige Zeitpunkt für die Stufen-Diät gekommen ist,

▶ wie Sie die Rahmenprogramme gezielt in Ihren Tagesablauf einbauen können,

▶ was Sie nach der Diät beachten sollten.

Nun geht's los

Sie haben sich für die Stufen-Diät entschieden, weil unser Diätsystem Sie überzeugt hat. Jetzt sollten Sie alles tun, damit Ihr Wunsch, dauerhaft abzunehmen, auch Wirklichkeit wird. Wenn es um Ihre Figur geht, dann sollten Sie nichts dem Zufall überlassen. Steigen Sie in das Programm ein und beenden Sie die Diät erfolgreich.

Bestimmen Sie Ihr Zielgewicht

Stellen Sie sich unbekleidet auf eine Personenwaage. Ermitteln Sie Ihr momentanes Gewicht und tragen Sie es in das Diätprotokoll ein. Ein Muster finden Sie im Anhang. Vergleichen Sie nun Ihr aktuelles Gewicht mit Ihrem Sollgewicht (Seite 75 f.). In einer Diätphase können Sie bis zu 20 Pfund abnehmen. Wenn Sie mehr als 20 Pfund Übergewicht auf die Waage bringen, planen Sie die Rückkehr zur Wunschfigur in mehreren Phasen. Erzwingen Sie nichts. Nehmen Sie in jeder Phase maximal 20 Pfund ab. Machen Sie danach jeweils sechs Monate Pause. Stabilisieren Sie in dieser Phase das Gewicht durch kontrolliertes Essen, und optimieren Sie Ihre Figur mit dem von uns vorgestellten Trainingsprogramm. Bestimmen Sie am besten schon jetzt den genauen Zeitpunkt der nächsten Diätphase. Tragen Sie den Termin mit einem roten Stift in Ihren Terminkalender ein – das sichert den langfristigen Erfolg. Bis zum Erreichen des Traumgewichtes kann einige Zeit vergehen. Bedenken Sie aber: Sie haben Ihr Gewicht ja auch nicht innerhalb von vier Wochen aufgebaut. Nehmen Sie sich deshalb die Zeit. Nur so sind dauerhafte Erfolge möglich. Sowohl Körper als auch Psyche benötigen ausreichend Zeit, um sich auf den neuen Zustand einzustellen. Überstürzte Crash-Kuren sind langfristig zum Scheitern verurteilt. Auch die durch das Gewicht gedehnte Haut muss sich wieder langsam an die neue Figur anpassen. Faltenbildung und schlaffes Gewebe werden weitgehend verhindert, wenn Sie langsam Gewicht verlieren und gleichzeitig durch Gymnastik und Ausdauertraining Muskeln aufbauen. Sie bekommen ein straffes und junges Äußeres.

Beginnen Sie zum richtigen Zeitpunkt

Der Erfolg der Diät hängt auch vom richtigen Startzeitpunkt ab. Um sich in aller Ruhe auf die Diät einzustimmen, sollten Sie die ersten drei Tage viel Zeit haben. Wir empfehlen ein ruhiges Wochenende. Wenn möglich, nehmen Sie sich auch noch am Freitag frei oder beginnen Sie im Urlaub mit dem Abnehmen. Am Vorabend sollten Sie nur eine leichte Mahlzeit zu sich nehmen und schon ein bis zwei Tassen unserer Kräuterteemischung trinken.

Schlechte Zeitpunkte für den Beginn sind berufliche oder private Stressphasen. Ebenso sind auch der Spätherbst und Winter keine idealen Zeiträume für eine Diät. In dieser Phase stellt sich der Körper auf den Winter ein. Auch wenn wir keinen Winterschlaf halten, neigt unser Organismus in dieser Zeit dennoch dazu, Fettreserven anzuhäufen und den Stoffwechsel auf Sparflamme zu schalten. Ihre wichtigste Aufgabe in den Herbstmonaten ist es, das Sommergewicht bis nach Neujahr zu halten. Optimal ist es, mit einer Diät im Frühjahr zu beginnen, der Stoffwechsel läuft dann auf Hochtouren, und die Pfunde schmelzen in der Frühjahrssonne leichter dahin.

Für Frauen ist der ideale Startpunkt in der ersten Hälfte des Menstruationszyklus. In der zweiten Hälfte neigen viele zu Wassereinlagerungen und bringen dann bis zu zwei Pfund mehr auf die Waage. Auch ist der Appetit auf Süßigkeiten in dieser Zeit gesteigert. In den beiden Wochen nach dem Eisprung fällt die Diät deshalb oft schwerer. Schuld ist die erhöhte Produktion des Hormons Progesteron, welches den Stoffwechsel ankurbelt. Zwar ist der Energieverbrauch in dieser Zeit um etwa zehn Prozent höher als in der ersten Zyklushälfte, Heißhungeranfälle können aber besonders in dieser Phase den Diäterfolg zunichte machen.

Entrümpeln Sie Speisekammer und Kühlschrank

Die beste Diät ist oft zum Scheitern verurteilt, wenn im Schrank die Schokolade lockt, im Kühlschrank der Kuchen schlecht wird und uns bei jedem Öffnen der Gefriertruhe eine Packung Eis anlächelt. Befreien Sie sich von diesen Verführungen. Entrümpeln Sie deshalb vor Diätbeginn Ihren Kühlschrank und die Speisekammer von allen kalorienreichen Verlockungen wie Süßigkeiten, Knabbergebäck, süßen Limonaden und Kuchen – das erleichtert das Durchhalten. Achten Sie vor Beginn der Stufen-Diät darauf, dass Sie alle benötigten Lebensmittel für die ersten Tage im Haus haben, damit Sie im Supermarkt nicht schwach werden. Kochen Sie nur so viel, wie in den Rezepten vorgeschrieben. Reste werden sonst oft noch zwischendurch gegessen.

Setzen Sie sich unter Psychodruck

Wenn Sie es mit Ihrer Diät wirklich ernst meinen, dann blockieren Sie alle Rückzugsmöglichkeiten, die es Ihnen im letzten Moment noch möglich machen könnten, aus dem geplanten Vorhaben auszusteigen. Erzählen Sie allen Bekannten, Freunden und Berufskollegen, dass Sie am Tag X mit der Stufen-Diät beginnen. Sie können auch Wetten darüber abschließen, dass Sie demnächst ein bestimmtes Gewicht erreichen werden. Durch diese Maßnahmen legen Sie sich Fesseln an. Sie stellen sich unter Fremdkontrolle und müssen sich schon eine gute Ausrede einfallen lassen, wenn Sie jetzt noch einen Rückzieher machen oder nach einigen Tagen die Kur abbrechen. Denn das würde alle Neider diebisch freuen. Damit während der Diät auch wirklich keine Pannen passieren und Sie gedankenlos naschen, kleben Sie auf jeden Behälter, Schrank oder Kasten, in dem sich Nahrungsmittel befinden, einen Zettel mit den Worten »Ich nehme ab«. Auf diese Weise werden Sie in allen »gefährlichen Situationen« daran erinnert, dass Sie abnehmen wollen. Sie werden schon in den ersten Tagen feststellen: Dieser kleine Trick hilft wirklich.

Programmieren Sie Ihren Kopf auf Diäterfolg

Denken Sie noch an unser fünftes Kapitel? Wir haben Ihnen darin erkärt, wie wichtig die bildhafte Vorstellung des Diätziels (schlanke Figur) für den Erfolg einer Diät ist. Vorstellungsbilder werden im Unterbewusstsein verankert und helfen Ihnen, in der Folgezeit entsprechend zu handeln. Führen Sie deshalb die erlernten Übungen regelmäßig durch.

Das Wichtigste in Kürze

1. Bestimmen Sie Ihr Ausgangsgewicht und legen Sie das Zielgewicht fest.

2. Wählen Sie den richtigen Zeitpunkt für Ihre Diät aus. Ungeeignet sind Stressphasen, Feiertage, Wintermonate und bei Frauen ein Beginn in der zweiten Hälfte des Menstruationszyklus.

3. Führen Sie sich nicht selbst in Versuchung, entfernen Sie alle verlockenden Nahrungsmittel aus der Wohnung.

4. Stellen Sie sich mental auf die Diät ein.

TEIL 2

8. Kapitel

Die Rezepte zur Stufen-Diät

In diesem Kapitel erfahren Sie,

▶ welche Gerichte Sie in den einzelnen Stufen zu sich nehmen können,

▶ wie auch Berufstätige die Diät durchhalten können,

▶ was nach der Diät zu beachten ist,

▶ wie Sie Kalorienfallen umgehen können.

Was Sie vor der Diät noch wissen sollten

Sie finden auf den folgenden Seiten ausgearbeitete Pläne für Ihre Ernährung nach dem Stufen-Diät-System. Die Vorschläge sind nach Kalorienstufen geordnet. Frühstück, Mittag- und Abendessen sind hinsichtlich des Kalorien-, Eiweiß-, Fett- und Kohlenhydratgehalts aufeinander abgestimmt. Es ist möglich, innerhalb der jeweiligen Kalorienstufe tageweise Rezepte zu vertauschen. Werden jedoch einzelne Gerichte unterschiedlicher Tage miteinander getauscht, kann sich die Tagesnährstoffmenge etwas verschieben.

Falls Sie berufstätig sind, tagsüber außerhalb des Hauses essen und Fertiggerichte verwenden, sollten Sie auf unsere Empfehlungen für Berufstätige zurückgreifen. Sie finden dort Ernährungsvorschläge für jeweils einen Tag.

Damit Sie nicht nur die Kalorien, sondern auch die wichtigsten Nahrungsbestandteile überprüfen können, geben wir die Inhaltsstoffe Eiweiß, Kohlenhydrate und Fett gesondert an.

Abkürzungserklärungen:

TL	=	Teelöffel (normal gehäuft, entspricht ca. 5 g)	l	=	Liter
			kcal	=	Kilokalorien
EL	=	Esslöffel (normal gehäuft, entspricht ca. 10 g)	E	=	Eiweiß
			F	=	Fett
g	=	Gramm	KH	=	Kohlenhydrate
ml	=	Milliliter			

Eiweiß, Fett und Kohlenhydrate sind immer in Gramm (g) angegeben. Die Grammangaben in den Rezepten beziehen sich auf den verzehrbaren Anteil.

Bitte würzen Sie Ihre Speisen überwiegend mit Essig, Zitrone, Pfeffer und Kräutern. Salz sollten Sie nur sehr sparsam verwenden, da es Wasser im Körper bindet. Zum Anbraten von Fleisch,

Fisch oder Gemüse ist eine mit Teflon beschichtete Pfanne am besten geeignet, weil Sie hierbei nur wenig bzw. kein Fett benötigen.

Im Vorspann zu jeder Kalorienstufe erhalten Sie die sonstigen Verhaltenshinweise noch einmal in kurz gefasster Form. Das erleichtert Ihnen die Durchführung der Diät. Erfolgreich werden Sie immer dann sein, wenn Sie sich exakt an unsere Empfehlungen halten und die Zeitangaben für die einzelnen Diätstufen nicht selbstständig ausdehnen. Auf den ersten Blick mag es vielleicht verlockend erscheinen, etwas länger auf den niedrigeren Kalorienstufen zu verweilen, weil dadurch das Körpergewicht schneller gesenkt werden kann. Langfristig hat sich ein solches Vorgehen nicht bewährt. In vielen Fällen führte es zu einem vorzeitigen Abbruch der Diät.

1. Stufe (3 Tage): Die Diät beginnt mit 400 Kalorien

Die ersten drei Tage sind ganz wichtig für den Erfolg der Stufen-Diät. Sie stimmen in dieser Zeit den Körper mit Saft-Fasttagen (400 Kalorien) auf veränderte Essgewohnheiten ein, füllen Ihre Vitamin- und Mineralstoffdepots auf und entlasten das Verdauungssystem.

Das sind unsere Ernährungs- und Verhaltensempfehlungen für die ersten Tage:

Essen mit 400 Kalorien

An den Saft-Fasttagen trinken Sie morgens und abends jeweils 0,2 – 0,3 Liter Fruchtsäfte (möglichst frisch gepresst). Mittags können Sie 0,5 Liter Gemüsebrühe zu sich nehmen, die Sie entweder selbst zubereiten oder im Reformhaus kaufen können. Als Zwischenmahlzeiten empfehlen wir Gemüsesäfte. Sie können sich Ihre Frucht- und Gemüsesäfte für die ersten drei Tage selbst zusammenstellen oder aber auch auf unsere konkreten Empfehlungen zurückgreifen. Entsprechende Rezeptvorschläge finden Sie nachstehend. Bitte vergessen Sie an diesen Tagen nicht, zusätzlich zwei Liter Mineralwasser oder ungesüßten Kräuter- oder Früchtetee zu trinken. In der Flüssigkeitsmenge können auch, wenn Sie es gewohnt sind, eine Tasse Kaffee oder eine Tasse schwarzer Tee enthalten sein.

Achten Sie bei Mineralwasser auf die darin enthaltene Kochsalzmenge. Bitte verwenden Sie kein Wasser, das mehr als 30 mg Kochsalz (NaCl) pro Liter enthält. Kochsalz bindet das Wasser im Körper.

Vitamine und Mineralstoffpräparate

Verwenden Sie als Nahrungsergänzung bitte Vitamin- und Mineralstoffpräparate, die unseren Empfehlungen in etwa entsprechen. Diese Vitalstoffe nehmen Sie bitte zu den Saftmahlzeiten ein.

Mentales Schlankheitstraining

Führen Sie das auf Seite 66 beschriebene mentale Schlankheitstraining durch.

Unsere Empfehlungen für die ersten drei Tage

1. Vorschlag 400 Kalorien

FRÜHSTÜCK

300 ml Orangensaft, frisch

ZWISCHENMAHLZEIT

200 ml Tomatensaft, frisch

200 g Tomaten (ca. 4 Stück) entsaften und das Tomatensaftkonzentrat mit Mineralwasser auf 200 ml auffüllen.

MITTAGS

500 ml Gemüsebrühe
(selbstgemacht oder aus Instantpulver aus dem Reformhaus)

ZWISCHENMAHLZEIT

200 ml Himbeersaft

200 g Himbeeren pürieren und das Püree mit Mineralwasser auf 200 ml auffüllen.

ABENDS

300 ml Apfelsaft
(selbstgemacht oder aus dem Reformhaus)

2. Vorschlag 400 Kalorien

FRÜHSTÜCK

200 ml Grapefruitsaft

Den Saft mit Mineralwasser auf 300 ml auffüllen.

ZWISCHENMAHLZEIT

200 ml Karottensaft
(selbstgemacht oder aus dem Reformhaus)

MITTAGS

500 ml Gemüsebrühe
(selbstgemacht oder aus Instantpulver aus dem Reformhaus)

ZWISCHENMAHLZEIT

200 ml Erdbeersaft

200 g Erdbeeren pürieren und das Erdbeerpüree mit Mineralwasser
auf 200 ml auffüllen.

ABENDS

300 ml Birnensaft
(selbstgemacht oder aus dem Reformhaus)

3. Vorschlag 400 Kalorien

FRÜHSTÜCK

300 ml Ananassaft

300 g frisches Ananasfruchtfleisch entsaften und mit Mineralwasser auf 300 ml auffüllen.

ZWISCHENMAHLZEIT

200 ml Karotten-Orangen-Saft
(selbstgemacht oder aus dem Reformhaus)

MITTAGS

500 ml Selleriebrühe
(selbstgemacht oder aus dem Reformhaus)

ZWISCHENMAHLZEIT

200 ml Brombeersaft

200 g Brombeeren pürieren und das Püree mit Mineralwasser auf 200 ml auffüllen.

ABENDS

300 ml Kiwisaft

Das Konzentrat aus 300 g Kiwis mit Mineralwasser auf 300 ml auffüllen.

2. Stufe (4 Tage): 600 Kalorien geben Vitalität und Schwung

Essen mit 600 Kalorien

Wählen Sie aus unseren folgenden Vorschlägen die Mahlzeiten aus, die Ihnen am besten schmecken. Sie können aus unseren Vorschlägen frei wählen. Mittagessen und Abendessen sowie die Zwischenmahlzeiten können innerhalb eines Tagesplanes ausgetauscht werden. Achten Sie weiterhin auf genügend Flüssigkeit. Mindestens zwei Liter sollten es täglich sein.

Vitamine und Mineralstoffe
Vergessen Sie auch in dieser Stufe die Einnahme von Nahrungsergänzungspräparaten nicht.

Bewegung
Das ist neu im Plan. Sie sollten täglich etwa 200 Kalorien durch Bewegung verbrauchen. Wählen Sie aus unseren Vorschlägen auf Seite 56 die Sportarten aus, die Ihnen Spaß machen. Und denken Sie daran: Durch intensive Bewegung können Sie den Stoffwechsel bis zu 24 Stunden ankurbeln. Abnehmen fällt mit Bewegung leichter.

Suggestionen
Bitte führen Sie auch weiterhin täglich das Suggestionsprogramm durch.

Sonstiges
Bitte wiegen nicht vergessen.

Unsere Empfehlungen für den 4. bis 7. Tag

1. Vorschlag 600 Kalorien

FRÜHSTÜCK

Erdbeerdickmilch

100 g Erdbeeren, geviertelt   *50 g Müsli*
100 ml fettarme Dickmilch

Die angegebenen Zutaten vermengen.

ZWISCHENMAHLZEIT

100 g Weintrauben

ca. 220 kcal / 8 g E / 4 g F / 38 g KH

MITTAGESSEN

Möhrensalat mit Buchweizen

2 EL Buchweizen   *1 TL Kerbel*
1/2 Apfel (ca. 70 g)   *2 EL saure Sahne*
80 g Kohlrabi   *3 EL Magerquark*
80 g Möhren   *etwas Kräutersalz*
1 EL Zitronensaft

Den Buchweizen 20 Minuten in etwas Wasser einweichen, abspülen und trockentupfen. Apfel, Kohlrabi sowie Möhren putzen, in Stifte schneiden und mit Zitronensaft beträufeln. Alles mit Kerbel vermischen und auf dem Teller anrichten. Den Buchweizen in einer Pfanne ohne Fett goldbraun rösten und über den Salat geben. Aus saurer Sahne und Magerquark eine Sauce rühren und diese mit etwas Kräutersalz würzen. Die Sauce auf dem Salat verteilen.

ZWISCHENMAHLZEIT

100 ml Buttermilch

ca. 216 kcal / 13 g E / 4 g F / ca. 34 g KH

ABENDESSEN

Sesampuffer auf Champignoncarpaccio

80 ml Gemüsebrühe   *1 Tomate, gewürfelt*

1 1/2 EL Vollkorngrieß   *1 TL milder Essig*

1 EL Sesamsamen   *1 TL Olivenöl*

100 g Champignons,   *Salz, Pfeffer*

*   in feinen Scheiben*   *1 TL Kerbel*

Die Gemüsebrühe aufkochen, den Grieß einstreuen, die Hälfte des Sesams dazugeben und das Ganze unter Rühren kochen lassen, bis die Masse bindet. Die Champignonscheiben auf einem Teller auslegen und die Tomatenwürfel dazugeben. Aus Essig, Olivenöl, Salz, Pfeffer und Kerbel eine Salatsauce rühren und diese über die Champignons träufeln. Aus der Grießmasse einen Puffer formen, im restlichen Sesam wälzen und in einer beschichteten Pfanne bei mittlerer Hitze pro Seite etwa 5 Minuten braten. Alles zusammen servieren.

ca. 172 kcal / 7 g E / 11 g F / 13 g KH

Gesamt:
ca. 608 kcal / 28 g E / 9 g F / 85 g KH

2. Vorschlag 600 Kalorien

FRÜHSTÜCK

Käseknäckebrot

2 Scheiben Knäckebrot   *1 dünne Scheibe Edamer (30% Fett)*
1 TL Diätmargarine   *1 TL Petersilie, gehackt*

Das Brot mit Margarine bestreichen, darauf die Käsescheibe und die Petersilie legen.

ZWISCHENMAHLZEIT

1/2 Orange (ca. 70 g)

ca. 217 kcal / 8 g F / 12 g E / 19 g KH

MITTAGESSEN

Spinattarte

200 ml Gemüsebrühe   *2 EL Magerquark*
2 EL Weizenkörner   *1 Ei*
80 g Blattspinat   *1 EL Emmentaler, frisch gerieben*

Weizenkörner in der Gemüsebrühe etwa 30 Minuten kochen. Dann abgießen, dabei die Brühe auffangen. Den Backofen auf 180°C vorheizen. Den Blattspinat putzen und in der Brühe etwa 3 Minuten kochen, abgießen und grob hacken. Magerquark, Weizenkörner und Ei vermengen, den Spinat dazugeben und alles in eine feuerfeste Form füllen. Das Ganze im Ofen etwa 30 Minuten backen. Dann die Tarte mit Emmentaler bestreuen und im Backofen bei 220°C kurz gratinieren.

ZWISCHENMAHLZEIT

Himbeerquark

100 g Magerquark   *80 g Himbeeren*
etwas Mineralwasser

Den Magerquark mit etwas Mineralwasser glattrühren und die Himbeeren unterheben.

ca. 276 kcal / 32 g E / 11 g F / 24 g KH

ABENDESSEN

Bunter Gemüsetopf

40 g Blumenkohl   *50 g Kartoffeln*
40 g Brokkoli   *200 ml Gemüsebrühe*
40 g Möhren   *1 TL Sonnenblumenöl*
40 g Kohlrabi   *Kräutersalz. Pfeffer*
40 g Zucchini   *1 TL Petersilie, gehackt*

Blumenkohl und Brokkoli waschen, putzen und in Röschen teilen. Restliches Gemüse vorbereiten und kleinschneiden. Kartoffeln in der Brühe etwa 5 Minuten kochen, Blumenkohl und Brokkoli nach 3 Minuten zugeben. Öl in einer beschichteten Pfanne erhitzen und Kohlrabi, Möhren sowie Zucchini bei mittlerer Hitze anschwitzen. Kartoffeln, Blumenkohl sowie Brokkoli dazu geben und das Ganze in etwa 2 Minuten gar ziehen lassen. Mit Kräutersalz, Pfeffer und Petersilie abschmecken.

ca. 115 kcal / 5 g E / 3 g F / 15 g KH

Gesamt:
ca. 608 kcal / 45 g E / 26 g F / 58 g KH

3. Vorschlag 600 Kalorien

FRÜHSTÜCK

Marmeladenknäckebrot

2 Scheiben Knäckebrot   *1 EL Diätmarmelade*
50 g Magerquark

Die Scheiben mit Quark bestreichen. Je 1 Teelöffel Marmelade darauf verteilen.

ZWISCHENMAHLZEIT

1 kleine Kiwi   *1 Stück Zwieback*

ca. 207 kcal / 9 g E / 1 g F / 33 g KH

MITTAGESSEN

Griechischer Salat

50 g Gurke   *30 g Schafskäse*
50 g Tomate   *1 TL Olivenöl*
50 g Paprikaschote   *etwas milder Essig*
1/2 kleine Zwiebel   *Kräutersalz, Pfeffer*

Gemüse vorbereiten und klein schneiden, die geschälte Zwiebel in feine Ringe schneiden. Schafskäse würfeln und alles in einer Schüssel gut vermischen. Aus Öl, Essig, Kräutersalz und Pfeffer eine Sauce rühren und den Salat damit marinieren.

ZWISCHENMAHLZEIT

200 g Aprikosen

ca. 218 kcal / 9 g E / 9 g F / 26 g KH

ABENDESSEN

Gefüllte Zucchini an Kräuter-Hirse

2 EL Hirse	*1 TL Zwiebelwürfel*
100 ml Gemüsebrühe	*1 EL Edamer, gerieben (30% Fett)*
2 TL gemischte Kräuter	*4 Blätter Lollo Rosso*
(tiefgefroren)	*2 Blätter Chinakohl*
1 kleine Zucchini (ca. 100 g)	*2 EL Joghurt (1,5% Fett)*
30 g Paprikaschote	*1 TL milder Essig*
30 g Tomate	*etwas Kräutersalz, Pfeffer*

Die Hirse auf einem Sieb heiß abspülen, dann in der Hälfte der Brühe zugedeckt etwa 25 Minuten gar ziehen lassen. Die Hälfte der Kräuter unterheben. Backofen auf 200 °C vorheizen. Zucchini waschen, halbieren, aushöhlen und in der restlichen Brühe etwa 2 Minuten garen. Abtropfen lassen. Paprikaschote und Tomate waschen, putzen, klein schneiden und mit den Zwiebeln in der Brühe gar ziehen lassen, dann in die Zucchinihälften füllen. Diese mit Käse bestreuen und im Ofen etwa 10 Minuten überbacken. Die Salatblätter waschen, putzen, trockenschleudern, klein schneiden und aus Joghurt, Essig, Kräutersalz und Pfeffer eine Sauce rühren, den Salat damit marinieren.

ca. 181 kcal / 9 g E / 4 g F / 27 g KH

Gesamt:
ca. 606 kcal / 27 g E / 14 g F / 86 g KH

4. Vorschlag 600 Kalorien

FRÜHSTÜCK

Hüttenkäse mit Birne

70 g Birne (eine halbe) *2 Blätter Radicchio*
70 g Hüttenkäse *2 Scheiben Knäckebrot*

Birne schälen, entkernen, klein schneiden und unter den Hüttenkäse heben. Radicchio waschen, trocken schütteln, klein schneiden und untermischen. Dazu Knäckebrot.

ZWISCHENMAHLZEIT

Pfirsichquark

50 g Magerquark *50 g Pfirsich, kleingeschnitten*
etwas Mineralwasser

Die Zutaten vermischen.

ca. 227 kcal / 18 g E / 3 g F / 32 g KH

MITTAGESSEN

Hähnchenbrust mit Tomaten-Gurken-Salat

100 g Hähnchenbrust *2 EL saure Sahne*
Salz, Pfeffer *3 EL Magerquark*
80 g Tomate *1 TL milder Essig*
80 g Gurke *1 TL Schnittlauchröllchen*

Fleisch salzen, pfeffern und in einer beschichteten Pfanne bei mittlerer Hitze pro Seite etwa 5 Minuten braten. Tomate und Gurke
waschen und in Scheiben schneiden. Saure Sahne, Quark, Essig,
Salz, Pfeffer, Schnittlauch verrühren, die Sauce über den Salat
geben. Die Hähnchenbrust dazu reichen.

ZWISCHENMAHLZEIT

1 kleiner Apfel (ca. 100 g)

ca. 198 kcal / 29 g E / 3 g F / 17 g KH

ABENDESSEN

Panierte Tomatenscheiben

2 mittelgroße Tomaten (ca. 150 g)	*30 g Feldsalat*
1 Eiweiß	*etwas milder Essig*
1 EL Vollkornhaferflocken	*etwas Kräutersalz*
1 TL Öl	*Pfeffer*
50 g Chicorée	*1 TL Basilikum, gehackt*

Die Tomaten über Kreuz einritzen, auf einer Schaumkelle für einige Sekunden in kochendes Wasser halten, dann abschrecken und enthäuten, dabei den Stielansatz heraus schneiden. Die Tomaten in Scheiben schneiden. Das Eiweiß verquirlen. Die Tomatenscheiben zuerst durch das Eiweiß ziehen, dann in den Haferflocken wenden. Das Öl in einer beschichteten Pfanne erhitzen und die Tomatenscheiben darin bei mittlerer Hitze von beiden Seiten goldgelb braten. Die Salate putzen, waschen, trockenschleudern und klein schneiden. Etwas Essig, Kräutersalz und Pfeffer verrühren, über den Salat träufeln und diesen mit Basilikum bestreuen. Den Salat zusammen mit den Tomatenscheiben servieren.

ca. 139 kcal / 6 g E / 6 g F / 11 g KH

Gesamt:
ca. 564 kcal / 53 g E / 12 g F / 60 g KH

5. Vorschlag 600 Kalorien

FRÜHSTÜCK

Bündnerfleisch mit Melone

100 g Honigmelone, in Spalten   *1 dünne Scheibe Roggenbrot*
20 g Bündnerfleisch   *(ca. 30 g)*
(ca. 1 große Scheibe)   *1 TL Diätmargarine*

Melone und Bündnerfleisch auf einen Teller geben. Roggenbrot mit Margarine bestreichen.

ZWISCHENMAHLZEIT

100 g Joghurt (1,5 % Fett)

ca. 244 kcal / 12 g E / 8 g F / 23 g KH

MITTAGESSEN

Wintersalat mit Erbsenkeimen

50 g Orange ($^1/_2$ kleine)   *1 TL Sonnenblumenöl*
50 g Birne ($^1/_2$ kleine)   *2 EL Erbsenkeime*
100 g Chicorée   *(aus dem Reformhaus)*
$^1/_2$ TL Meerrettich, frisch gerieben   *2 EL Kresse*

Die Orange schälen und klein schneiden, dabei den Saft auffangen. Die Birne schälen, entkernen und in Stücke schneiden. Den Chicorée putzen und waschen. Die Blätter im Orangensaft wenden. Orangen- und Birnenstücke hinzufügen. Meerrettich und Öl verrühren, Erbsenkeime und Kresse darin wenden, dann zum Chicoréesalat geben.

ZWISCHENMAHLZEIT

50 g Magerquark
etwas Mineralwasser

50 g Orange, kleingeschnitten

Die Zutaten vermischen.

ca. 175 kcal / 11 g E / 6 g F / 19 g KH

ABENDESSEN
Forelle blau

80 g Kartoffeln, Salz
1 Stück Sellerie (ca. 20 g)
1 Stück Möhre (ca. 20 g)
100 g Forelle
1 Schuss Essig

1 kleines Lorbeerblatt
2 Wacholderkörner
100 g Kopfsalat
2 EL Zitronensaft
Kräutersalz, Pfeffer

Die Kartoffeln schälen und in etwas Salzwasser weich kochen. Dann abgießen. Sellerie und Möhre schälen und in feine Streifen schneiden. Die Forelle waschen. Den Fisch und das Gemüse zusammen mit etwas Wasser, etwas Essig, Salz, Lorbeerblatt und Wacholderkörnern in einen Topf geben. Bei mittlerer Hitze und geschlossenem Deckel 5 bis 6 Minuten sieden. Salat putzen, waschen, in einzelne Blätter teilen und trockenschleudern. Aus Zitronensaft, Kräutersalz und Pfeffer eine Sauce rühren, den Salat damit marinieren.

ca. 187 kcal / 23 g E / 3 g F / 16 g KH

Gesamt:
ca. 606 kcal / 46 g E / 17 g F / 58 g KH

3. Stufe (7 Tage):
800 Kalorien – ideal zum Abnehmen

Essen mit 800 Kalorien

Mit 800 Kalorien können Sie längere Zeit gut leben. Wählen Sie aus den nachstehenden Vorschlägen Ihre Tagesmenüs aus und halten Sie sich möglichst an unsere Empfehlungen.

Vitamine und Mineralstoffe
Vitamine und Mineralstoffe sollten Sie auch in dieser Stufe als Nahrungsergänzung täglich zu sich nehmen. Sie sind wichtig für Ihre Gesundheit und erleichtern das Abnehmen.

Bewegung
Damit Sie weiterhin gut abnehmen können, sollten Sie sich auch in dieser Stufe täglich ausreichend bewegen und dabei weiterhin 200 Kalorien verbrauchen.

Suggestionen
Führen Sie das Suggestionsprogramm auch in dieser Stufe durch.

Sonstiges
Bitte wiegen nicht vergessen.

1. Vorschlag 800 Kalorien

FRÜHSTÜCK

Gemüsemüsli

1/2 Bund Radieschen (ca. 40 g)   *etwas Mineralwasser*
1 Stück Kohlrabi (ca. 30 g)   *1 EL Haferflocken*
1 Stück Möhre (ca. 30 g)   *1 TL gehackte Walnüsse*
70 g Magerquark   *1 TL Schnittlauchröllchen*
3 EL Joghurt (1,5 % Fett)

Gemüse putzen, raspeln und mit den übrigen Zutaten vermengen.

ZWISCHENMAHLZEIT

100 g Johannisbeeren

ca. 218 kcal / 16 g E / 5 g F / 19 g KH

MITTAGESSEN

Champignonbratling mit Kressedip

1 Scheibe Weißbrot (ca. 30 g)   *4 EL Magerquark*
100 g Champignons   *50 g Joghurt (1,5 % Fett)*
1/4 Zwiebel   *etwas Mineralwasser*
1 Ei, 1 EL Petersilie, gehackt   *1 EL Kresse*
1 TL Sonnenblumenöl   *Salz, Pfeffer*

Das Weißbrot in etwas Wasser einweichen, dann ausdrücken. Champignons putzen und klein schneiden. Zwiebel schälen und fein hacken. Beides mit Weißbrot, Ei und Petersilie vermengen und aus der Masse einen Bratling formen. Das Öl in einer beschichteten Pfanne erhitzen und den Bratling darin bei mittlerer Hitze von beiden Seiten braten. Magerquark und Joghurt mit etwas Mineralwasser verquirlen, mit Kresse, Salz sowie Pfeffer würzen und zum Bratling servieren.

ZWISCHENMAHLZEIT

100 g Erdbeeren

ca. 390 kcal / 9 g E / 10 g F / 33 g KH

ABENDESSEN

Rosenkohlgratin mit Petersilienkartoffeln

2 EL Roggenkörner	*1 TL Diätmargarine*
1/2 Zwiebel	*50 ml Gemüsebrühe*
50 g Kartoffeln	*1 EL Gouda, gerieben*
100 g Rosenkohl	*1 TL Petersilie, gehackt*

Den Roggen über Nacht in Wasser einweichen, dann 15 Minuten
sprudelnd kochen und anschließend ausquellen lassen. Zwiebel
und Kartoffeln schälen, Zwiebel grob hacken, Kartoffeln würfeln.
Den Rosenkohl putzen, waschen und jeweils an der Unterseite
über Kreuz einschneiden. Den Backofen auf 180 °C vorheizen. Die
Margarine in einer beschichteten Pfanne erhitzen und Zwiebel
sowie Kartoffeln darin bei mittlerer Hitze anschwitzen. Dann den
Rosenkohl dazugeben. Das Ganze kurz wenden, dann mit Gemüsebrühe aufgießen und alles 5 Minuten garen. Gemüse mitsamt
Brühe sowie Roggenkörner in eine kleine Auflaufform geben. Das
Ganze mit Käse bestreuen und im Ofen etwa 10 Minuten über-
backen. Vor dem Servieren mit Petersilie bestreuen.

ca. 211 kcal / 9 g E / 7 g F / 24 g KH

Gesamt:
ca. 819 kcal / 44 g E / 22 g F / 76 g KH

2. Vorschlag 800 Kalorien

FRÜHSTÜCK

Himbeer-Cornflakes

100 g Himbeeren   *50 g Cornflakes*
150 g Joghurt (1,5% Fett)

Die Himbeeren in eine Schüssel geben. Den Joghurt glatt rühren und darüber verteilen. Die Cornflakes zufügen und alles vorsichtig vermengen.

ZWISCHENMAHLZEIT

200 ml Tomatensaft

ca. 168 kcal / 22 g E / 8 g F / 38 g KH

MITTAGESSEN

Tatar mit Roggenbrot

60 g Tatar   *1 TL Kapern*
$1/_2$ kleine Essiggurke, gewürfelt   *Salz, Pfeffer*
$1/_4$ Zwiebel, gehackt   *1 Scheibe Roggenbrot (ca. 45 g)*

Das Tatar mit der Essiggurke, der Zwiebel und den Kapern vermischen. Mit Salz und Pfeffer würzen. Zusammen mit dem Roggenbrot anrichten.

ZWISCHENMAHLZEIT

100 g Joghurt (1,5% Fett)   *$1/_4$ Banane (ca. 30 g)*

ca. 296 kcal / 21 g E / 9 g F / 33 g KH

ABENDESSEN

Gebratener Tofu mit Zuckerschoten

130 g Zuckerschoten	*etwas milder Essig*
1 Radieschen	*Salz, Pfeffer*
100 g Tofu	*1 TL Kresse*
1 TL Distelöl	*1 TL Sesamsamen*

Die Zuckerschoten putzen, waschen und 3 Minuten in sprudelnd kochendem Wasser blanchieren. Dann abgießen und kalt abschrecken. Das Radieschen putzen und in Stifte schneiden. Den Tofu in Scheiben schneiden. Das Öl in einer beschichteten Pfanne erhitzen und die Tofuscheiben darin bei mittlerer Hitze braten. Herausnehmen und warm stellen. Zuckerschoten in die Pfanne geben und kurz dünsten. Mit wenig Essig, Salz und Pfeffer würzen. Zusammen mit Tofu, Radieschen und Kresse anrichten. Mit Sesam bestreuen.

ca. 312 kcal / 20 g E / 14 g F / 28 g KH

Gesamt:
ca. 776 kcal / 63 g E / 31 g F / 99 g KH

3. Vorschlag 800 Kalorien

FRÜHSTÜCK

Honigzwieback
1 Scheibe Vollkornzwieback   *1 EL flüssiger Honig*
50 g Frischkäse

Den Zwieback mit Frischkäse und Honig bestreichen.

ZWISCHENMAHLZEIT

150 g Aprikosen

ca. 287 kcal / 9 g E / 12 g F / 44 g KH

MITTAGESSEN

Salatteller mit Grönlandshrimps
80 g Grönlandshrimps   *100 g Gurke*
5 EL Zitronensaft   *60 g Joghurt (1,5 % Fett)*
60 g Friséesalat   *etwas milder Essig*
100 g Chicorée   *Salz, Pfeffer*
80 g Eissalat   *1 TL Dill, gehackt*
100 g gelbe Paprikaschote   *1 Scheibe Knäckebrot*

Die Shrimps im Zitronensaft marinieren. Die Salate waschen, putzen und klein schneiden. Die Paprikaschote putzen, waschen und würfeln, die Gurke schälen und ebenfalls würfeln. Salate, Paprikaschote, Gurke und Shrimps in eine Schüssel geben. Den Joghurt mit Essig, Salz, Pfeffer und Dill verrühren. Den Salat damit marinieren. Das Knäckebrot dazu reichen.

ZWISCHENMAHLZEIT

200 ml Tomatensaft

ca. 240 kcal / 25 g E / 4 g F / 22 g KH

ABENDESSEN

Hasenrückenfilet mit Sesam

100 g Kartoffeln   *80 g Hasenrückenfilet*
Salz, Pfeffer   *1 TL Öl*
150 g Brokkoli   *etwas Kräutersalz*
50 ml Gemüsebrühe   *$1/2$ TL Sesamsamen*

Die Kartoffeln schälen und in Salzwasser weich garen. Den Brokkoli putzen, waschen und in Röschen teilen. In der Gemüsebrühe 3 bis 4 Minuten dünsten. Das Hasenrückenfilet salzen und pfeffern. Das Öl in einer beschichteten Pfanne erhitzen und das Fleisch darin bei mittlerer Hitze beidseitig braten. Die Kartoffeln durch eine Presse drücken, zu Püree rühren und mit Kräutersalz würzen. Alles servieren und das Fleisch mit Sesam bestreuen.

ca. 259 kcal / 25 g E / 9 g F / 19 g KH

Gesamt:
ca. 786 kcal / 59 g E / 25 g F / 85 g KH

---

4. Vorschlag 800 Kalorien

FRÜHSTÜCK

Süßes Quarkbrot

1 Scheibe Vollkornbrot (45 g)
50 g Magerquark
1 EL Diätmarmelade

$^1/_2$ kleiner Apfel (50 g),
in Scheiben

Das Brot mit Quark, dann mit Marmelade bestreichen. Mit Apfelscheiben belegen.

ZWISCHENMAHLZEIT

100 g frische Ananas

ca. 263 kcal / 11 g E / 1 g F / 52 g KH

MITTAGESSEN

Bratling an buntem Blattsalat

1 Scheibe Vollkornbrot vom Vortag
3 Blätter Lollo Rosso
3 Blätter Kopfsalat
3 Blätter Radicchio
60 g Zucchini
$^1/_2$ Zwiebel
1 TL Sonnenblumenöl

1 Ei
Pfeffer
Kräutersalz
edelsüßes Paprikapulver
2 EL Joghurt (1,5 % Fett)
$^1/_2$ TL Schnittlauchröllchen
etwas Zitronensaft

Brotscheibe in etwas Wasser einweichen. Die Salatblätter waschen. Die Zucchini putzen, waschen und in Stifte schneiden, Zwiebel schälen und fein hacken. Die Hälfte des Öls erhitzen und Zucchini sowie Zwiebel darin anschwitzen. Beides mit dem Ei, Brot und den Gewürzen vermengen, einen Bratling formen und diesen im restlichen Öl bei mittlerer Hitze pro Seite etwa 3 Minuten braten. Den Joghurt mit Kräutersalz, Pfeffer, Schnittlauch und Zitronensaft verrühren. Die Salatblätter mit der Sauce marinieren und den Bratling darauf setzen.

ZWISCHENMAHLZEIT

100 g Kohlrabi	*2 EL Joghurt (1,5 % Fett)*
100 g Möhren	*Kräutersalz, Pfeffer*

Kohlrabi und Möhren putzen, schälen und fein raspeln. Mit den übrigen Zutaten vermengen.

ca. 274 kcal / 14 g E / 13 g F / 22 g KH

ABENDESSEN
Erbsenreis mit Putenstreifen und Tomatensalat

2 EL Vollkornreis, Salz	*1/4 Zwiebel*
50 g Erbsen, tiefgekühlt	*1 TL Sonnenblumenöl,*
50 g Putenbrust	*2 kleine Tomaten*
Pfeffer	*2 EL Joghurt (1,5 % Fett)*

Reis in Salzwasser garen, die Erbsen in den letzten 2 Minuten dazu geben. Putenbrust pfeffern, salzen und in feine Streifen schneiden. Zwiebel schälen und fein hacken. Öl erhitzen und die Zwiebel darin anschwitzen. Fleisch hinzufügen und bei mittlerer Hitze etwa 4 Minuten braten. Tomaten waschen und in Scheiben schneiden. Joghurt mit Salz und Pfeffer würzen, mit den Tomaten vermischen.

ca. 265 kcal / 19 g E / 7 g F / 32 g KH

Gesamt:
ca. 802 kcal / 44 g E / 21 g F / 106 g KH

5. Vorschlag 800 Kalorien

Geflügelwurstbrot mit Radieschen

2 Scheiben Knäckebrot   *1/2 Bund Radieschen, in Scheiben*
1 EL Diätmargarine

Knäckebrot mit Margarine bestreichen und mit Radieschen belegen.

140 g Birne (1 Stück)

ca. 228 kcal / 6 g E / 10 g F / 32 g KH

Kartoffel-Quark-Küchlein auf Blattsalat

3 Blätter Lollo Rosso   *1/2 Ei*
3 Blätter Radicchio   *Kräutersalz*
4 Blätter Eisbergsalat   *1 Prise Majoran, getrocknet*
50 g Kartoffeln   *1 TL Öl, 4 EL Joghurt (1,5 % Fett)*
Salz, Pfeffer   *1 TL gemischte Kräuter, tiefgekühlt*
3 EL Magerquark   *1/2 Zwiebel, fein gehackt*
1 EL Weizenschrot   *etwas Zitronensaft*

Die Salate waschen, trockentupfen und auf einen Teller legen. Kartoffeln schälen und in Salzwasser gar kochen. Abgießen, mit einer Gabel zerdrücken und mit Quark, Weizenschrot und Ei vermengen. Die Masse mit Kräutersalz, Pfeffer und Majoran würzen, ein Küchlein formen. Das Öl in einer beschichteten Pfanne erhitzen und das Küchlein bei mittlerer Hitze pro Seite etwa 3 Minuten braten. Den Joghurt mit Kräutern, Zwiebel, etwas Zitronensaft sowie Salz und Pfeffer verrühren, Salate damit marinieren und das Küchlein darauf setzen.

ZWISCHENMAHLZEIT

1 kleiner Apfel   *3 EL Joghurt (1,5% Fett)*
100 g Lauch   *etwas Zitronensaft*

Den Apfel schälen, entkernen und fein raspeln. Den Lauch putzen, waschen und in dünne Ringe schneiden. Beides mit dem Joghurt vermengen und mit Zitronensaft abschmecken.

ca. 294 kcal / 15 g E / 11 g F / 35 g KH

ABENDESSEN
Überbackenes Putensteak mit Vollkornreis

2 EL Vollkornreis   *80 g Putenbrust*
Salz, Pfeffer   *1 TL Öl*
2 kleine Tomaten   *1 dünne Scheibe Edamer*

Den Reis in Salzwasser etwa 15 Minuten sprudelnd kochen. Den Backofen auf 200°C vorheizen. Die Tomaten waschen, vom Stielansatz befreien und in Scheiben schneiden. Die Putenbrust salzen und pfeffern. Das Öl in einer beschichteten Pfanne erhitzen und das Fleisch darin bei mittlerer Hitze von beiden Seiten anbraten, dann etwa 4 Minuten gar ziehen lassen. In eine kleine feuerfeste Form geben und mit Tomatenscheiben sowie Käse belegen. Das Ganze im Ofen auf der oberen Schiene überbacken, bis der Käse geschmolzen ist. Zusammen mit dem Reis servieren.

ca. 267 kcal / 27 g E / 10 g F / 18 g KH

Gesamt:
ca. 789 kcal / 48 g E / 31 g F / 85 g KH

6. Vorschlag 800 Kalorien

FRÜHSTÜCK

Hüttenkäsebrot und Grapefruit
1 Scheibe Vollkornbrot   *1 Grapefruit (ca. 250 g)*
50 g Hüttenkäse

Die Vollkornbrotscheibe mit Hüttenkäse bestreichen. Die Grapefruit extra verzehren.

ZWISCHENMAHLZEIT

100 g Buttermilch   *70 g Heidelbeeren*

Buttermilch und Heidelbeeren verquirlen.

ca. 332 kcal / 17 g E / 4 g F / 54 g KH

MITTAGESSEN

Tomaten-Käsesalat
200 g Tomaten   *Kräutersalz, Pfeffer*
40 g Edamer   *1/2 Zwiebel, in feinen Ringen*
100 g Paprikaschote   *1 TL Schnittlauchröllchen*
etwas milder Essig   *1 Scheibe Knäckebrot*

Die Tomaten waschen, vom Stielansatz befreien und in Scheiben schneiden. Die Scheiben auf einem Teller auslegen. Den Käse in Streifen schneiden und dazu geben. Die Paprikaschote putzen, waschen und in feine Streifen schneiden, zu den Tomaten geben. Den Salat mit Essig, etwas Kräutersalz sowie Pfeffer würzen und mit Zwiebelringen und Schnittlauchröllchen garnieren. Das Knäckebrot dazu reichen.

ZWISCHENMAHLZEIT

1 EL Haferflocken   *50 g Brombeeren*
50 g Joghurt (1,5% Fett)

Die Zutaten vermengen.

ca. 279 kcal / 20 g E / 8 g F / 35 g KH

ABENDESSEN
Vollkornspaghetti mit Gemüsesauce und Salat

50 g Möhren   *50 ml Gemüsebrühe*
50 g Sellerie   *1 TL Basilikum, gehackt*
30 g Tofu   *4 Blätter Lollo Bianco*
25 g Vollkornspaghetti   *1/2 kleine Tomate*
  (ca. 1 Handvoll)   *1 TL Olivenöl*
Salz   *1/2 TL Balsamicoessig*
1 EL Tomatenmark   *Kräutersalz, Pfeffer*

Möhren und Sellerie putzen, schälen und fein würfeln. Den Tofu zerbröckeln. Die Spaghetti in Salzwasser etwa 8 Minuten kochen. Gemüse und Tofu zusammen mit Tomatenmark und etwas Wasser anschwitzen. Mit Gemüsebrühe auffüllen. Die Sauce einige Minuten garen, das Basilikum unterheben. Salatblätter waschen und trockentupfen. Tomate waschen, in Scheiben schneiden und mit dem Salat vermengen. Aus Olivenöl, Balsamicoessig, Kräutersalz und Pfeffer eine Sauce herstellen und den Salat damit marinieren. Die Spaghetti abgießen, mit Gemüsesauce und Salat servieren.

ca. 187 kcal / 8 g E / 7 g F / 24 g KH

Gesamt:
ca. 798 kcal / 45 g E / 19 g F / 113 g KH

---

7. Vorschlag 800 Kalorien

FRÜHSTÜCK

Tomaten-Quark-Brot

1 Scheibe Vollkornbrot	*2 kleine Tomaten*
50 g Magerquark	*1 TL gemischte Kräuter, gehackt*

Das Vollkornbrot mit Quark bestreichen. Die Tomaten waschen, vom Stielansatz befreien und in Scheiben schneiden. Auf den Quark legen und alles mit Kräutern bestreuen.

ZWISCHENMAHLZEIT

$1/2$ Apfel (ca. 70 g)	*$1/4$ TL Leinsamen*
$1/2$ Birne (ca. 70 g)	

Apfel und Birne schälen, entkernen, raspeln und mit dem Leinsamen vermengen.

ca. 234 kcal / 13 g E / 3 g F / 43 g KH

MITTAGESSEN

Italienischer Salat

50 g Kopfsalat	*$1/2$ TL Olivenöl*
50 g Tomate	*etwas Essig*
50 g Zucchini	*Salz*
50 g Gurke	*Pfeffer*
50 g Mozzarella	*1 TL Basilikum, gehackt*

Salat putzen, waschen und in mundgerechte Stücke zupfen. Das Gemüse waschen, putzen bzw. schälen und in feine Scheiben schneiden. Den Mozzarella klein schneiden und alles auf einem Teller anrichten. Aus Olivenöl, Essig, Salz und Pfeffer eine Vinaigrette rühren und diese über den Salat geben. Mit Basilikum bestreuen.

ZWISCHENMAHLZEIT

200 g Kirschen

ca. 315 kcal / 17 g E / 14 g F / 36 g KH

ABENDESSEN

Gebratenes Hirschrückensteak mit Gemüse

50 g Kartoffeln	*100 g Hirschrückensteak*
150 g Brokkoli	*1 TL Öl, Pfeffer*
Salz	*$1/2$ Birne (ca. 70 g)*

Die Kartoffeln schälen und vierteln, den Brokkoli putzen, waschen und in Röschen teilen. Beides in leicht gesalzenem Wasser weich garen. Das Hirschrückensteak von Fett und Sehnen befreien und mit Salz und Pfeffer würzen. Das Öl in einer beschichteten Pfanne erhitzen und das Fleisch darin bei mittlerer Hitze von beiden Seiten anbraten. Bei milder Hitze in 8 bis 9 Minuten gar ziehen lassen. Die halbe Birne entkernen, in kochendem Wasser 2 bis 4 Minuten garen, anschließend vierteln und zusammen mit dem Fleisch und dem Gemüse auf einem Teller anrichten.

ca. 261 kcal / 27 g E / 9 g F / 21 g KH

Gesamt:
ca. 810 kcal / 57 g E / 26 g F / 100 g KH

8. Vorschlag 800 Kalorien

FRÜHSTÜCK

Haferflocken mit Apfel und Erdbeeren

100 g Erdbeeren	*3 EL Haferflocken*
1/2 Apfel (ca. 70 g)	*100 g Dickmilch*

Das Obst waschen, putzen bzw. schälen und klein schneiden. Mit der Dickmilch und den Haferflocken vermengen.

ZWISCHENMAHLZEIT

1 Scheibe Knäckebrot	*1 mittelgroße Tomate*
50 g Magerquark	*1 TL gemischte Kräuter, gehackt*

Das Brot mit Quark bestreichen. Die Tomate waschen, vom Stielansatz befreien und in Scheiben schneiden. Auf den Quark legen und mit Kräutern bestreuen.

ca. 312 kcal / 17 g E / 8 g F / 46 g KH

MITTAGESSEN

Sauerkraut-Sellerie-Rohkost

1 kleine Zwiebel	*2 EL Zitronensaft*
1/2 Apfel, 1 kleine Birne	*Salz, Pfeffer*
80 g Knollensellerie	*1 TL Kresse*
4 mittelgroße Champignons	*1 Scheibe Knäckebrot*
100 g frisches Sauerkraut	*1 TL Diätmargarine*

Zwiebel schälen und würfeln. Apfel, Birne und Sellerie schälen und in Stifte schneiden. Champignons putzen und blättrig schneiden. Obst und Gemüse mit dem Sauerkraut vermengen. Mit Zitronensaft beträufeln, salzen und pfeffern. Mit Kresse bestreuen. Das Brot mit Margarine bestreichen.

ZWISCHENMAHLZEIT

70 g Radieschen	*Salz*
70 g Kohlrabi	*Pfeffer*
4 EL Joghurt (1,5 % Fett)	*1 TL Dill, gehackt*

Radieschen und Kohlrabi putzen bzw. schälen und raspeln. Dann mit Joghurt, etwas Salz, Pfeffer und Dill vermischen.

ca. 240 kcal / 10 g E / 7 g F / 39 g KH

ABENDESSEN

Kartoffel-Möhren-Gemüse mit Tofu

1 EL Dinkelkörner	*Kräutersalz*
150 g Tofu	*Pfeffer*
50 g Kartoffeln	*Worcestershiresauce*
150 g Möhren	*1 TL Petersilie, gehackt*
50 ml Gemüsebrühe	*1 Scheibe Vollkorntoast*

Dinkel über Nacht in $1/2$ Liter Wasser einweichen, dann zum Kochen bringen und etwa 30 Minuten garen. Dann abgießen. Tofu würfeln. Kartoffeln und Möhren schälen und würfeln. Gemüsebrühe erhitzen und Tofu sowie Gemüse darin 3 bis 4 Minuten kochen. Dinkel unterheben. Mit Kräutersalz, Pfeffer und Worcestershiresauce abschmecken. Mit Petersilie bestreuen. Den Toast rösten und dazu reichen.

ca. 266 kcal / 17 g E / 8 g F / 32 g KH

Gesamt:
ca. 818 kcal / 44 g E / 23 g F / 117 g KH

9. Vorschlag 800 Kalorien

FRÜHSTÜCK

Landtoast

1 Scheibe Vollkorntoast   *1 Scheibe Geflügelwurst*
1 TL Meerrettich   *2 kleine Tomaten, in Scheiben*

Das Brot toasten, mit Meerrettich bestreichen, dann mit der Wurst und Tomatenscheiben belegen.

ZWISCHENMAHLZEIT

2 EL Haferflocken   *100 g Joghurt (1,5% Fett)*
50 g Erdbeeren, geviertelt

Die Zutaten vermengen.

ca. 228 kca / 13 g E / 5 g F / 35 g KH

MITTAGESSEN

Linsensprossensalat mit Frischkäsesauce

2 EL Linsensprossen   *1 EL Zitronensaft*
40 g Fenchel   *100 g Grapefruitfilets*
100 g Chinakohl   *50 g Joghurt (1,5% Fett)*
4 Blätter Radicchio   *3 EL Frischkäse*
1/2 kleine Zwiebel   *Kräutersalz, Pfeffer*

Die Linsensprossen kurz heiß abspülen und abtropfen lassen. Fenchel und Chinakohl putzen, waschen und in Streifen schneiden. Den Radicchio waschen, trockentupfen und grob zupfen, Zwiebel schälen und in feine Ringe schneiden. Alles mit Linsensprossen, dem Zitronensaft und den Grapefruitfilets mischen und anrichten. Aus dem Joghurt und dem Frischkäse, Kräutersalz und Pfeffer eine Sauce rühren und dazugeben.

ZWISCHENMAHLZEIT

200 ml Tomatensaft

ca. 289 kcal / 15 g E / 12 g F / 31 g KH

ABENDESSEN

Lammrücken auf Ratatouillegemüse mit Vollkornreis

2 EL Vollkornreis	*50 g Tomate*
Salz	*1 EL Zwiebelwürfel*
40 g Aubergine	*80 g Lammrücken ohne Fett*
50 g Zucchini	*1 TL Olivenöl*
50 g gelbe Paprikaschote	

Reis etwa 15 Minuten in leicht gesalzenem Wasser garen. Gemüse putzen, waschen, klein schneiden und zusammen mit den Zwiebelwürfeln in einer beschichteten Pfanne anschwitzen. Lammrücken im Öl bei mittlerer Hitze anbraten und in etwa 6 bis 7 Minuten gar ziehen lassen. Lammrücken auf dem Gemüse anrichten und den gegarten Reis dazu geben.

ca. 259 kcal / 19 g E / 11 g F / 21 g KH

Gesamt:
ca. 776 kcal / 47 g E / 28 g F / 87 g KH

10. Vorschlag 800 Kalorien

FRÜHSTÜCK

Käse-Senf-Brot mit Gurke

2 Scheiben Knäckebrot   *2 dünne Scheiben Edamer*
1 TL Senf   *(30% Fett)*
     100 g Gurkenscheiben

Die Brote mit Senf bestreichen, mit Käse und Gurkenscheiben belegen.

ZWISCHENMAHLZEIT

50 g Magerquark   *2 EL Haferflocken*
etwas Mineralwasser   *100 g Himbeeren*

Quark mit Mineralwasser verquirlen, Haferflocken und Himbeeren unterrühren.

ca. 274 kcal / 19 g E / 6 g F / 36 g KH

MITTAGESSEN

Pilzsalat mit Parmesan

60 g Austernpilze   *1 TL Olivenöl*
60 g Champignons   *etwas Essig*
50 g Pfifferlinge   *Kräutersalz, Pfeffer*
1 mittelgroße Zwiebel   *1 EL Kresse*
1/3 Stange Lauch   *1 EL Cashewkerne, gehackt*
30 g Rauke (Rukola)   *1 TL Schnittlauchröllchen*
3 Blätter Radicchio   *1 EL Parmesan, frisch gerieben*

Pilze putzen und klein schneiden, Zwiebel schälen und würfeln. Lauch putzen, waschen und in Streifen schneiden. In einer beschichteten Pfanne Pilze, Zwiebelwürfel sowie Lauchstreifen

weich dünsten. Rauke und Radicchio putzen, waschen und in
kleine Stücke zupfen. Mit Olivenöl, Essig, Kräutersalz und Pfeffer
marinieren. Gemüse und Salat mit Cashewkernen, Schnittlauch
und Parmesan bestreuen.

ZWISCHENMAHLZEIT

1 große Kiwi (ca. 100 g)

ca. 263 kcal / 12 g E / 14 g F / 23 g KH

ABENDESSEN

Zander mit Kräuterreis und Gurkensalat

3 EL Vollkornreis, Salz	*2 EL Gemüsebrühe*
1 TL gemischte Kräuter, gehackt	*100 g Gurke*
100 g Tomaten	*1 EL Zwiebelwürfel*
40 g Frühlingszwiebeln	*2 EL Joghurt (1,5 % Fett)*
100 g Zanderfilet	*Kräutersalz, Pfeffer*

Den Vollkornreis in Salzwasser garen. Dann die Kräuter unterheben. Inzwischen Tomaten und Frühlingszwiebeln waschen,
putzen und würfeln. Das Fischfilet im zugedeckten Topf zusammen mit der Brühe bei mittlerer Hitze etwa 5 Minuten garen. Tomaten und Frühlingszwiebeln zufügen und das Ganze nochmals
etwa 4 Minuten garen. Die Gurke schälen, in Scheiben schneiden
und mit den Zwiebelwürfeln vermischen. Den Joghurt mit Kräutersalz und Pfeffer würzen, über die Gurke geben. Den Fisch und
das Gemüse mit Kräutersalz und Pfeffer abschmecken, dann alles
zusammen anrichten.

ca. 243 kcal / 25 g E / 2 g F / 31 g KH

Gesamt:
ca. 780 kcal / 56 g E / 22 g F / 90 g KH

11. Vorschlag 800 Kalorien

FRÜHSTÜCK

Birnenkefir

1 Birne (ca. 140 g)   *1 EL gemahlene Haselnüsse*
100 g Kefir

Die Birne schälen, entkernen und klein schneiden. Mit dem Kefir und den Haselnüssen vermengen.

ZWISCHENMAHLZEIT

100 g Joghurt (1,5% Fett)   *etwas Zimtpulver*
1 TL flüssiger Honig

Die Zutaten verrühren.

MITTAGESSEN

Roastbeefbrot

1 Scheibe Vollkornbrot   *100 g Radieschen*
1 TL Meerrettich   *50 g Salzgurke*
1 Scheibe gebratenes Roastbeef

Das Vollkornbrot mit Meerrettich bestreichen und mit dem Roastbeef belegen. Die Radieschen waschen und putzen, die Salzgurke in Scheiben schneiden. Alles auf einem Teller anrichten.

ZWISCHENMAHLZEIT

150 g Grapefruit

ca. 247 kcal / 12 g E / 5 g F / 40 g KH

ABENDESSEN

Omelette von Mais und Sojasprossen

100 g Tomaten	*40 g Sojasprossen*
50 ml fettarme Milch	*1 Zweig Petersilie*
1 TL Diätmargarine	*50 g Joghurt (1,5 % Fett)*
1 TL Maisgrieß	*1 TL Schnittlauchröllchen*
1 Ei, 2 EL Maiskörner	*Kräutersalz, Pfeffer*

Den Backofen auf 180 °C vorheizen. Die Tomaten waschen, vom Stielansatz befreien und würfeln. Milch und Margarine erhitzen, den Maisgrieß unter Rühren dazugeben, die Masse einmal aufkochen und dann abkühlen lassen. Das Ei trennen. Das Eigelb unter die Grießmasse rühren, das Eiweiß steif schlagen und ebenfalls unterheben. Die Hälfte vom Mais, die Hälfte der Sojasprossen sowie die Petersilie grob hacken, in einer beschichteten, feuerfesten Pfanne anschwitzen und den Teig darüber geben. Im Ofen etwa 10 Minuten backen. Restlichen Mais, restliche Sojasprossen und Tomaten in einer zweiten Pfanne andünsten, auf die Omelette geben und diese umschlagen. Aus Joghurt, Schnittlauch, Kräutersalz und Pfeffer eine Sauce bereiten. Zur Omelette reichen.

ca. 268 kcal / 16 g E / 13 g F / 33 g KH

Gesamt:
ca. 802 kcal / 37 g E / 24 g F / 101 g KH

12. Vorschlag 800 Kalorien

FRÜHSTÜCK

Beerenbuttermilch

200 g Buttermilch *100 g Brombeeren*
100 g Himbeeren

Die Buttermilch und die Beeren in einen Mixer geben. Das Ganze kurz durchmixen.

ZWISCHENMAHLZEIT

1 große Kiwi (ca. 100 g)

ca. 201 kcal / 10 g E / 1 g F / 32 g KH

MITTAGESSEN

Thunfischsalat

1 mittelgroße Tomate (ca. 50 g) *1 TL Schnittlauchröllchen*
80 g Gurke *2 EL Joghurt (1,5 % Fett)*
1 EL Zwiebelwürfel *Salz*
50 g Thunfisch (nur im eigenen *Pfeffer*
  Saft eingelegten Thunfisch *1 TL Zitronensaft*
  verwenden)

Die Tomate waschen, vom Stielansatz befreien und in Scheiben schneiden. Die Gurke schälen und würfeln. Tomate und Gurke in einer Schüssel mit den Zwiebelwürfeln vermengen. Den Thunfisch mit einer Gabel zerpflücken und hinzufügen. Den Salat mit Schnittlauch bestreuen. Aus Joghurt, Salz, Pfeffer und Zitronensaft eine Sauce bereiten und diese über den Salat geben.

ZWISCHENMAHLZEIT

200 ml Orangensaft

ca. 201 kcal / 10 g E / 1 g F / 32 g KH

ABENDESSEN

Grünkernbällchen auf Blattspinat

1 mittelgroße Zwiebel	*1 TL Parmesan, frisch gerieben*
1 EL Butter	*edelsüßes Paprikapulver*
2 EL Grünkerngrieß	*250 g frischer Spinat*
50 ml Gemüsebrühe	*1 Knoblauchzehe*
1/2 Ei	*Salz*

Zwiebel schälen und fein hacken. Die Hälfte davon in der Hälfte der Butter anschwitzen, den Grieß dazugeben, mit Brühe auffüllen und alles zugedeckt etwa 15 Minuten quellen lassen. Ei und den Parmesan untermischen. Aus dem Teig Bällchen formen, in der restlichen Butter anbraten, das Fett mit Paprikapulver vermengen. Spinat putzen und waschen, Knoblauch schälen und hacken. Beides zusammen mit den restlichen Zwiebelwürfeln in kochendem Wasser blanchieren. Abtropfen lassen und auf einen Teller geben. Salzen, die Bällchen daraufsetzen und alles mit Paprikabutter beträufeln.

ca. 342 Kcal / 18 g E / 15 g F / 35 g KH

Gesamt:
ca. 835 kcal. / 47 g E / 28 g F / 92 g KH

4. Stufe (14 Tage): Mit 1000 Kalorien kommen Sie ans Ziel

Essen mit 1000 Kalorien

Mit 1000 Kalorien können Sie weiterhin gut abnehmen. Der wöchentliche Gewichtsverlust ist jetzt aber nicht mehr so groß wie in den vorhergehenden Stufen. Sie sollten deshalb etwas mehr Geduld haben.

Vitamine und Mineralstoffe

Auch wenn Sie jetzt täglich größere Nahrungsmengen in ausgewogener Zusammensetzung zu sich nehmen, sollten Sie auf Ihre Vitamine und Mineralstoffe nicht verzichten. Keine 1000-Kalorien-Diät – und sei sie noch so ausgewogen – ist in der Lage, Sie ausreichend mit diesen wichtigen Mikronährstoffen zu versorgen.

Bewegung

Bewegung ist in dieser Phase besonders wichtig. Achten Sie deshalb auch in dieser Stufe auf ausreichend Bewegung nach unseren Vorschlägen.

Suggestionen

Die Suggestionsformeln sind Ihnen nach zwei Wochen sicher schon in Fleisch und Blut übergegangen. Jetzt und auch nach der Diät sollten Sie diese Gewohnheit beibehalten.

Sonstiges

Bitte regelmäßig wiegen.

1. Vorschlag 1000 Kalorien

FRÜHSTÜCK

Süßes Hüttenkäsebrot

1 Scheibe Vollkornbrot (ca. 45 g)   *1 EL Diätmarmelade*
100 g Hüttenkäse   *1 Orange (ca. 140 g)*

Die Brotscheibe mit Hüttenkäse bestreichen, die Marmelade darübergeben. Die Orange extra verzehren.

ZWISCHENMAHLZEIT

2 Scheiben Knäckebrot   *1 TL gemischte Kräuter*
50 g Magerquark

Knäckebrot mit Magerquark bestreichen. Alles mit Kräutern bestreuen.

ca. 448 kcal / 25 g E / 6 g F / 62 g KH

MITTAGESSEN

Weißkohlsalat mit Apfel und geröstetem Sesam

100 g Weißkohl, Salz   *3 Blätter Radicchio*
50 g Frühlingszwiebeln   *1 TL milder Essig*
50 g Staudensellerie   *1 TL Erdnussöl, Pfeffer*
100 g Apfel   *1 EL Sesamsamen*

Den Weißkohl putzen, waschen und in sehr feine Streifen schneiden. Salzen und kräftig kneten. Restliches Gemüse, Apfel und Salat putzen und klein schneiden. Alles vermengen und mit Essig, Erdnussöl, Salz und Pfeffer marinieren. Den Sesam trocken rösten und über den Salat geben.

ZWISCHENMAHLZEIT

150 g Buttermilch

ca. 257 kcal / 11 g E / 11 g F / 27 g KH

ABENDESSEN
Dinkel-Gemüse-Auflauf

2 EL Dinkel

1 kleine Kartoffel

1 kleine Möhre

1/3 Kohlrabiknolle

1/3 Stange Lauch

1 Stück Zucchini (ca. 30 g)

1/2 Ei, 80 ml fettarme Milch

Salz

Pfeffer

3 Blätter Kopfsalat

1 Radieschen, in Scheiben

2 EL Joghurt (1,5% Fett)

etwas Zitronensaft

1 TL Petersilie, gehackt

Dinkel über Nacht in Wasser einweichen und dann in etwa 25 Minuten gar kochen. Den Backofen auf 140 °C vorheizen. Das Gemüse schälen bzw. putzen, waschen und fein raspeln. Das Ei mit der Milch verquirlen, mit den Gemüseraspeln und dem Dinkel vermengen. Das Ganze mit Salz und Pfeffer würzen und in eine feuerfeste Auflaufform geben. Im Ofen etwa 40 Minuten backen. Kopfsalat waschen und mit Radieschenscheiben mischen. Joghurt mit etwas Zitronensaft, Salz, Pfeffer und Petersilie verrühren und über den Salat geben. Alles zusammen servieren.

ca. 302 kcal / 13 g E / 6 g F / 50 g KH

Gesamt:
ca. 1007 kcal / 49 g E / 23 g F / 139 g KH

2. Vorschlag 1000 Kalorien

FRÜHSTÜCK

Kressebrot

2 EL fettarmer Frischkäse   *1 Scheibe Vollkornbrot*
$1/2$ TL Tomatenmark   *2 EL Kresse, 1 Orange (ca. 140 g)*

Den Frischkäse mit dem Tomatenmark vermischen und das Brot damit bestreichen. Mit Kresse bestreuen. Dazu eine Orange.

ZWISCHENMAHLZEIT

100 g Buttermilch   *200 g Erdbeeren, geviertelt*

ca. 327 kcal / 12 g E / 8 g F / 51 g KH

MITTAGESSEN

Löwenzahnsalat mit gelben Linsen

40 g gelbe Linsen   *100 g junge Löwenzahnblätter*
80 g Austernpilze, 1 EL Öl   *100 g Tomaten*
60 g Schwarzwurzeln, tiefgekühlt   *1 TL milder Essig, Pfeffer*
Salz

Linsen über Nacht in 100 ml Wasser einweichen, dann in etwa 30 Minuten gar kochen. Abgießen. Pilze putzen, klein schneiden und in der Hälfte des Öls anbraten. Schwarzwurzeln in Salzwasser dünsten und kalt abschrecken. Löwenzahn und Tomaten waschen, Tomaten in Scheiben schneiden. Beides mit Pilzen und Schwarzwurzeln vermengen. Essig, restliches Öl, Salz und Pfeffer verrühren und den Salat damit marinieren. Alles mit den Linsen bestreuen.

ZWISCHENMAHLZEIT

100 g Apfel	*Salz*
50 g Sellerie	*Pfeffer*
2 EL Joghurt (1,5 % Fett)	*1 EL Buchweizen*

Apfel und Sellerie schälen und raspeln. Den Joghurt mit etwas Salz und Pfeffer verrühren, mit den Raspeln mischen und mit dem Buchweizen bestreuen.

ca. 418 kcal / 18 g E / 13 g F / 56 g KH

ABENDESSEN

Riesengarnelen auf Blattspinat und Tomatenreis

2 EL Vollkornreis	*1/2 Knoblauchzehe, durchgepresst*
Salz	*1 kleine Tomate, geviertelt*
100 g Riesengarnelen, geschält	*1 TL Dill, gehackt*
150 g Blattspinat	

Vollkornreis etwa 15 Minuten in Salzwasser garen. Riesengarnelen in 500 ml gesalzenem Wasser 4 Minuten leicht köcheln lassen. Herausnehmen und abtropfen lassen. Blattspinat putzen, waschen und in kochendem Salzwasser etwa 1 Minute garen, dann abtropfen lassen und mit Salz und Knoblauch würzen. Alles anrichten und mit Dill bestreuen.

ca. 248 kcal / 31 g E / 3 g F / 25 g KH

Gesamt:
ca. 993 kcal / 61 g E / 24 g F / 132 g KH

3. Vorschlag 1000 Kalorien

FRÜHSTÜCK

Müsli mit schwarzen Johannisbeeren

50 g Müsli (aus dem Reformhaus)   *100 g schwarze Johannisbeeren*
150 g Dickmilch

Die Zutaten vermischen.

ZWISCHENMAHLZEIT

1 EL Weizenschrot   *50 g Möhren*
150 ml Gemüsebrühe   *1 Scheibe Vollkorntoast*
50 g Sellerie

Weizenschrot in der Brühe sprudelnd aufkochen lassen. Sellerie und Möhren schälen, in Streifen schneiden und etwa 4 Minuten mit dem Schrot ziehen lassen. Dazu gerösteten Toast.

ca. 350 kcal / 15 g E / 5 g F / 63 g KH

MITTAGESSEN

Salat mit Poulardenbrust

80 g Poulardenbrust   *50 g Frühlingszwiebeln*
Salz, Pfeffer   *100 g Paprikaschote*
1 EL Öl   *1 Mango (ca. 250 g)*
50 g Kopfsalat   *1 TL milder Essig, Currypulver*
50 g Rotkohl   *1 EL Kresse*

Fleisch salzen und pfeffern. In der Hälfte des Öls beidseitig anbraten. Dann in etwa 5 Minuten gar ziehen lassen. In schmale Streifen schneiden. Salatzutaten waschen und putzen, klein schneiden. Mango schälen, in Spalten schneiden und zum Salat geben. Aus restlichem Öl, Essig, Salz, Pfeffer und Currypulver eine Sauce rühren und über den Salat geben. Fleischstreifen darauflegen und alles mit Kresse bestreuen.

ZWISCHENMAHLZEIT

100 g Kirschen

ca. 380 kcal / 24 g E / 2 g F / 56 g KH

ABENDESSEN

Schweinefilet im Gemüsenest mit Vollkornreis

2 EL Vollkornreis, Salz	*50 ml Gemüsebrühe*
50 g Möhren	*80 g Schweinefilet*
50 g Kohlrabi	*Pfeffer, 1 TL Öl*
50 g Brokkoli	*1 TL Sesamsamen*

Reis in sprudelndem Salzwasser garen. Gemüse putzen, klein schneiden und in etwas Brühe etwa 4 Minuten garen. Schweinefilet salzen und pfeffern und im Öl etwa 5 Minuten bei mittlerer Hitze braten. Gemüse in der Mitte eines Tellers anrichten, Reis und Filet dazugeben und alles mit Sesam bestreuen.

ca. 269 kcal / 23 g E / 10 g F / 21 g KH

Gesamt:
ca. 999 kcal / 62 g E / 17 g F / 140 g KH

4. Vorschlag 1000 Kalorien

FRÜHSTÜCK

Apfelhaferflocken

1/2 Apfel

3 EL Haferflocken

100 ml fettarme Milch

Zimtpulver

Den Apfel schälen, entkernen und in kleine Stücke schneiden. Mit den Haferflocken vermengen und mit der Milch übergießen. Das Ganze mit Zimtpulver bestäuben.

ZWISCHENMAHLZEIT

30 g Tofu

1 TL gemischte Kräuter

1 TL Zwiebelwürfel

1 Scheibe Knäckebrot

Den Tofu pürieren, mit Kräutern und Zwiebeln vermischen und die Masse auf das Knäckebrot streichen.

ca. 281 kcal / 12 g E / 6 g F / 44 g KH

MITTAGESSEN

Brombeerauflauf kalt

100 g Brombeeren, 1 Ei

1 EL flüssiger Honig

80 g Magerquark

1 EL Haferflocken

Backofen auf 175°C vorheizen. Brombeeren waschen, dann mit einer Gabel leicht zerdrücken und in eine Auflaufform geben. Das Ei trennen, das Eiweiß steif schlagen. Eigelb und Honig schaumig schlagen, dann den Quark und die Haferflocken untermengen. Den Eischnee unterziehen und die Brombeeren mit der Honigmasse bedecken. Den Auflauf im Ofen etwa 40 Minuten backen.

ZWISCHENMAHLZEIT

100 g Erdbeeren   *50 g Himbeeren*
50 g Heidelbeeren

Die Beeren putzen und vermischen.

ca. 413 kcal / 24 g E / 10 g / ca. 56 g KH

ABENDESSEN

Geflügeleintopf

Salz   *50 g Maiskörner*
70 g Hühnerkeule ohne Haut   *Pfeffer*
2 EL Vollkornreis   *1 TL Petersilie, gehackt*
1/3 Stange Lauch   *1 Scheibe Vollkorntoast*
50 g Kohlrabi

500 ml Salzwasser zum Sieden bringen und die Hühnerkeule etwa 10 Minuten darin ziehen lassen. Anschließend den Reis etwa 15 Minuten in der Geflügelbrühe garen. Das Hühnerfleisch vom Knochen lösen und klein schneiden. Lauch und Kohlrabi waschen, putzen und klein schneiden. Beides 5 Minuten, bevor der Reis gar ist, zugeben. Den Mais nach 3 Minuten zugeben und mitgaren. Das Fleisch hinzufügen. Den Eintopf mit etwas Salz, Pfeffer und Petersilie abschmecken. Dazu eine Scheibe Vollkorntoast.

ca. 309 kcal / 21 g E / 5 g F / 45 g KH

Gesamt:
ca. 1003 kcal / 57 g E / 21 g F / 145 g KH

5. Vorschlag 1000 Kalorien

FRÜHSTÜCK

Tomatenbrot

1 Scheibe Vollkornbrot
50 g Magerquark
50 g Tomatenscheiben

1 TL Kräuter
200 ml frisch gepreßter
Orangensaft

Das Brot mit Magerquark bestreichen und mit Tomatenscheiben belegen. Mit Kräutern bestreuen. Dazu Orangensaft.

ZWISCHENMAHLZEIT

150 g Möhren

$1/2$ Apfel (ca. 70 g)

ca. 311 kcal / 14 g E / 2 g F / 60 g KH

MITTAGESSEN

Bunter Salat

1 Ei
1 dünne Scheibe gekochter
  Schinken ohne Fettrand
4 Blätter Kopfsalat
60 g Lollo Rosso

50 g Gurke, 50 g Tomate
2 EL Joghurt (1,5 % Fett)
etwas milder Essig
Kräutersalz, Pfeffer
1 Scheibe Vollkorntoast

Das Ei hart kochen, den Schinken in feine Streifen schneiden. Salate und Gemüse waschen, putzen und klein schneiden. Aus Joghurt, Essig, Kräutersalz und Pfeffer eine Sauce rühren und zu dem Salat geben. Dazu einen Vollkorntoast.

ZWISCHENMAHLZEIT

70 g Apfel   *100 g Lauch*
50 g Orange   *4 EL Joghurt (1,5% Fett)*

Apfel und Orange schälen, entkernen und klein schneiden. Lauch putzen, waschen und in Ringe schneiden. Alles mit dem Joghurt vermengen.

ca. 334 kcal / 19 g E / 12 g F / 38 g KH

ABENDESSEN

Rinderfiletstreifen mit Gemüse

2 EL Vollkornreis, Salz   *80 g Rinderfilet*
50 g Chinakohl   *Pfeffer*
100 g Möhren   *1 TL Öl*
50 g Lauch   *50 ml Gemüsebrühe*
50 g Paprikaschote   *1 EL Kerbel, gehackt*

Reis etwa 15 Minuten in Salzwasser kochen. Gemüse putzen, waschen und in Streifen schneiden. Rinderfilet in Streifen schneiden, salzen und pfeffern. Das Öl erhitzen und das Fleisch darin bei starker Hitze kurz anbraten. Möhren, Lauch und Paprikaschote in der Gemüsebrühe etwa 5 Minuten garen. Chinakohl dazu geben und etwa 1 Minute mitgaren. Das Gemüse mit etwas Salz, Pfeffer und frischem Kerbel abschmecken. Alles zusammen servieren.

ca. 352 kcal / 23 g E / 13 g F / 35 g KH

Gesamt:
ca. 997 kcal / 56 g E / 27 g F / 133 g KH

6. Vorschlag 1000 Kalorien

FRÜHSTÜCK

Wurstbrot und Grapefruitsaft

2 Scheiben Knäckebrot	*200 ml frisch gepresster*
1 TL Diätmargarine	*Grapefruitsaft*
2 Scheiben Geflügelwurst	

Das Knäckebrot mit der Margarine bestreichen und mit den Wurstscheiben belegen. Dazu Grapefruitsaft trinken.

ZWISCHENMAHLZEIT

100 g Buttermilch	*100 g Erdbeeren, geviertelt*
1 EL Haferflocken	

Alle Zutaten gut vermengen.

349 kcal / 14 g E / 12 g F / 47 g KH

MITTAGESSEN

Tofu-Möhren-Salat

2 mittelgroße Möhren	*1 TL Senf*
1 Apfel	*1 EL flüssiger Honig*
100 g Chicorée	*etwas milder Essig*
70 g Tofu	*Salz, Pfeffer*
50 g Sojasprossen	*2 Stück Vollkornreiswaffeln*

Möhren und Apfel schälen und raspeln. Den Chicorée vom bitteren Strunk befreien, in einzelne Blätter teilen, waschen und in feine Streifen schneiden. Tofu würfeln und mit den restlichen Salatzutaten vermengen. Aus Senf, Honig, etwas Essig, Salz und Pfeffer eine Sauce rühren und diese über den Salat geben.

ZWISCHENMAHLZEIT

$1/2$ Honigmelone (ca. 180 g)

ca. 374 kcal / 17 g E / 6 g F / 72 g KH

ABENDESSEN

Zander an italienischem Gemüse

30 g Vollkornreis	*1 EL Zwiebelwürfel*
Salz	*1 TL Tomatenmark*
100 g Zucchini	*Kräutersalz*
80 g Tomate	*Pfeffer*
100 g Zanderfilet	*1 TL Basilikum, gehackt*
100 ml Gemüsebrühe	

Den Reis in Salzwasser etwa 15 Minuten sprudelnd kochen. Tomaten und Zucchini waschen und putzen. Tomaten würfeln, Zucchini längs halbieren und in feine Streifen schneiden. Zanderfilet leicht salzen und in der Gemüsebrühe etwa 5 Minuten dünsten. Herausnehmen und warm stellen. Tomaten, Zucchini und Zwiebelwürfel in der Brühe etwa 4 Minuten dünsten. Das Gemüse mit Tomatenmark, Kräutersalz, Pfeffer und Basilikum würzen. Zusammen mit Reis und Fisch anrichten.

ca. 277 kcal / 24 g E / 7 g F / 29 g KH

Gesamt:
ca. 1000 kcal / 55 g E / 25 g F / 148 g KH

7. Vorschlag 1000 Kalorien

FRÜHSTÜCK

Beerenmüsli

3 EL Haferflocken   *50 g Erdbeeren*
100 ml fettarme Milch   *50 g Himbeeren*
50 g Heidelbeeren

Die Zutaten gut vermengen.

ZWISCHENMAHLZEIT

50 g Maiskörner   *1 TL Distelöl*
3 Blätter Kopfsalat

Maiskörner und Salatblätter vermischen. Mit etwas Öl marinieren.

ca. 328 kcal / 10 g E / 11 g F / 42 g KH

MITTAGESSEN

Tofuburger

80 g Tofu   *2 Vollkornbrötchen*
Salz   *2 EL Magerquark*
Pfeffer   *2 EL rote Paprikawürfel*
Sojasauce   *1 EL Zwiebelwürfel*
1 TL Öl   *1 TL Schnittlauchröllchen*

Tofu in zwei gleich dicke Scheiben schneiden, mit Salz, Pfeffer und
etwas Sojasauce würzen. Das Öl in einer beschichteten Pfanne erhitzen und die Tofuscheiben darin bei mittlerer Hitze pro Seite
etwa 2 Minuten anbraten. Die Brötchen halbieren, jeweils die un-
tere Hälfte mit Quark bestreichen, mit 1 Tofuscheibe, Paprika-
sowie Zwiebelwürfeln und Schnittlauchröllchen belegen. Dann
jeweils mit der oberen Brötchenhälfte bedecken.

ZWISCHENMAHLZEIT

1 mittelgroße Kiwi

ca. 392 kcal / 19 g E / 10 g F / 54 g KH

ABENDESSEN

Irish Stew vom Lammrücken

100 g Kartoffeln   *100 g Weißkohl*
50 g Zwiebeln   *Salz*
50 g Möhren   *80 g Lammrücken ohne Fett*

Kartoffeln, Zwiebeln und Möhren schälen. Den Weißkohl putzen und waschen. Kartoffeln und Zwiebeln in Würfel, Möhren in Scheiben und Weißkohl in feine Streifen schneiden. Alles zusammen in 400 ml leicht gesalzenem Wasser 5 bis 6 Minuten garen. Den Lammrücken in der Gemüsebrühe in etwa 7 Minuten gar ziehen lassen. Anschließend in feine Scheiben schneiden. Gemüse und Fleisch zusammen mit etwas Brühe auf einen Teller geben.

ca. 316 kcal / 22 g E / 4 g F / 52 g KH

Gesamt:
ca. 1036 kcal / 51 g E / 25 g F / 148 g KH

8. Vorschlag 1000 Kalorien

FRÜHSTÜCK

Hüttenkäsebrot

$^1/_2$ Apfel (ca. 70 g)   100 g Hüttenkäse
1 Roggenbrötchen

Apfel schälen, entkernen und in feine Scheiben schneiden. Das
Brötchen halbieren, die Hälften mit Hüttenkäse bestreichen und
mit Apfelscheiben belegen.

ZWISCHENMAHLZEIT

50 g Mangofruchtfleisch,   50 g Himbeeren
   in Scheiben   1 Aprikose, in kleinen Stücken

Die Zutaten vermengen.

ca. 301 kcal / 17 g E / 8 g F / 46 g KH

MITTAGESSEN

Gemischter Salat mit Schinken

3 Blätter Kopfsalat   1 TL Distelöl
3 Blätter Lollo Rosso   1 TL milder Essig
100 g Möhren   Kräutersalz
100 g Tomaten   Pfeffer
100 g Gurken   1 EL Zwiebelringe
20 g Brunnenkresse   1 Scheibe Roggenbrot
1 dünne Scheibe gekochter
   Schinken

Die Salate und das Gemüse putzen, waschen und klein schneiden.
Den Schinken in Streifen schneiden. Aus Öl, Essig, etwas Kräutersalz und Pfeffer ein Dressing rühren und den Salat damit marinie-

ren. Alles auf einem Teller anrichten und mit Zwiebelringen garnieren. Dazu 1 Scheibe Roggenbrot.

ZWISCHENMAHLZEIT

2 Scheiben Knäckebrot   *1 EL flüssiger Honig*

Die Knäckebrotscheiben mit Honig bestreichen.

ca. 374 kcal / 10 g E / 10 g F / 54 g KH

ABENDESSEN

Poulardenbrüstchen mit Mangogemüse

2 EL Natur- und Wildreis   *1 TL Öl, 100 g Mango*
Salz, Pfeffer   *1/2 kleine Zwiebel*
130 g Poulardenbrust   *1 TL Mandelblättchen*

Den Reis etwa 15 Minuten in Salzwasser sprudelnd kochen lassen. Poulardenbrust salzen und pfeffern, im Öl bei mittlerer Hitze beidseitig anbraten und dann bei milder Hitze in etwa 5 Minuten gar ziehen lassen. Anschließend herausnehmen und warm stellen. Inzwischen die Mango und die Zwiebel schälen. Mango in Streifen, Zwiebel in feine Ringe schneiden. Die Mangostreifen in der Pfanne anschwitzen, dann Zwiebelringe dazugeben und andünsten. Gekochten Reis hinzufügen, das Ganze leicht salzen und vermengen. Zusammen mit dem Fleisch anrichten und alles mit Mandelblättchen bestreuen.

ca. 317 kcal / 32 g E / 8 g F / 29 g KH

Gesamt:
ca. 992 kcal / 59 g E / 26 g F / 129 g KH

9. Vorschlag 1000 Kalorien

FRÜHSTÜCK
Joghurt mit Obst

150 g Joghurt (1,5%)	*150 g Aprikosen*
100 g Wassermelone	*1 TL gemahlene Mandeln*

Den Joghurt glatt rühren. Wassermelone würfeln, Aprikosen waschen, entkernen und ebenfalls würfeln. Obst und Joghurt vermischen, das Ganze mit gemahlenen Mandeln bestreuen.

ZWISCHENMAHLZEIT
3 Reiswaffeln

ca. 295 kcal / 11 g E / 8 g F / 33 g KH

MITTAGESSEN
Sauerkrautbratling mit Kressedip

150 g Kartoffeln	*60 g Joghurt (1,5% Fett)*
100 g Sauerkraut	*1 EL Kresse*
1/2 Ei	*Kräutersalz*
1 TL Petersilie, gehackt	*Pfeffer*
1 EL Zwiebelwürfel	*100 g Gurke*
1 TL Sonnenblumenöl	*100 g Tomaten*
4 EL Magerquark	

Kartoffeln schälen und fein raspeln. Mit Sauerkraut, dem halben Ei, Petersilie und feinen Zwiebelwürfeln vermengen. Aus der Masse einen Bratling formen. Das Öl in einer beschichteten Pfanne erhitzen und den Bratling darin bei mittlerer Hitze in etwa 5 Minuten goldgelb braten.

Aus Magerquark, Joghurt, Kresse, Kräutersalz und Pfeffer einen Dip bereiten. Gurke und Tomaten waschen. Beides in Scheiben schneiden und zusammen mit dem Bratling auf einem Teller anrichten. Den Kressedip dazu reichen.

ZWISCHENMAHLZEIT

200 g Honigmelone

ca. 357 kcal / 20 g E / 10 g F / 46 g KH

ABENDESSEN

Blattsalate mit warmer Hähnchenbrust

100 g Hähnchenbrust	*6 Blätter Eisbergsalat*
Salz, Pfeffer	*150 g frisches Ananasfruchtfleisch*
3 Blätter Lollo Rosso	*1 TL Sonnenblumenöl*
3 Blätter Friséesalat	*1 TL milder Essig*
5–6 Blätter Brunnenkresse	*2 Scheiben Weißbrot*
4 Blätter Radicchio	

Hähnchenbrust beidseitig salzen und pfeffern, in einer beschichteten Pfanne ohne Fettzugabe bei mittlerer Hitze anbraten und dann in etwa 5 Minuten gar ziehen lassen. Die Salate putzen und waschen und auf einem Teller anrichten. Hähnchen und Ananas in Scheiben schneiden und auf den Salat geben. Aus Öl, Essig, Salz und Pfeffer eine Vinaigrette rühren und über den Salat geben. Dazu Weißbrot.

ca. 343 kcal / 29 g E / 7 g F / 42 g KH

Gesamt:
ca. 995 kcal / 60 g E / 25 g F / 121 g KH

10. Vorschlag 1000 Kalorien

FRÜHSTÜCK

Frischer Orangen-Möhren-Saft

200 g Möhren	*1 Scheibe Vollkorntoast*
200 g Orangen	*$1/2$ TL Diätmargarine*

Möhren und Orangen schälen, kleinschneiden und pürieren oder zu Saft verarbeiten. Dazu eine mit Margarine bestrichene Toastbrotscheibe.

ZWISCHENMAHLZEIT

1 Birne (ca. 140 g)

ca. 284 kcal / 8 g E / 7 g F / 58 g KH

MITTAGESSEN

Rindersaftschinken mit Apfel-Lauch-Salat

$1/2$ Apfel	*Salz*
$1/3$ Stange Lauch	*Pfeffer*
100 g Radieschen	*60 g Rindersaftschinken*
1 TL Walnussöl	*(ca. 2 Scheiben)*
1 EL Zitronensaft	*2 Scheiben Knäckebrot*

Apfel schälen und entkernen, Lauch putzen und waschen. Apfel in Stifte, Lauch in Ringe schneiden. Radieschen putzen und waschen. Aus Öl, Zitronensaft, etwas Salz und Pfeffer eine Sauce rühren, den Apfel-Lauch-Salat damit marinieren. Zusammen mit dem Schinken und den Radieschen anrichten. Dazu Knäckebrot.

ZWISCHENMAHLZEIT

150 g Grapefruit

ca. 332 kcal / 23 g E / 8 g F / 42 g KH

ABENDESSEN

Topfenschmarrn mit Pflaumenkompott

80 g Magerquark   *3 EL Weizenmehl*
80 ml fettarme Milch   *1 TL Butter*
1 EL flüssiger Honig   *150 g Pflaumen*
1/2 Ei

Den Quark mit der Milch, dem Honig sowie dem Ei verrühren. Das Mehl dazusieben, den Teig gut verrühren und 30 Minuten quellen lassen. Die Butter in einer beschichteten Pfanne erhitzen. Den Teig hineingeben, verteilen und von beiden Seiten in etwa 3 Minuten goldgelb braten, dann in Stücke reißen und weitere 2 Minuten braten. Die Pflaumen waschen, halbieren und entsteinen, in einem Topf zusammen mit etwas Wasser bei schwacher Hitze einige Minuten dünsten. Zu dem Topfenschmarrn servieren.

ca. 376 kcal / 21 g E / 10 g F / 51 g KH

Gesamt:
ca. 992 kcal / 52 g E / 25 g F / 151 g KH

11. Vorschlag 1000 Kalorien

FRÜHSTÜCK

Bananenbrot

1 Scheibe Vollkornbrot   *120 g Banane, in Scheiben*
2 EL fettarmer Frischkäse

Die Brotscheibe mit Frischkäse bestreichen und mit Bananen-
scheiben belegen.

ZWISCHENMAHLZEIT

3 Reiswaffeln

ca. 309 kcal / 9 g E / 8 g F / 48 g KH

MITTAGESSEN

Kräuterquark

100 g Magerquark   *100 g Radieschen*
50 ml fettarme Milch   *50 g Weintrauben*
1 EL gemischte Kräuter   *3 Blätter Kopfsalat*
Kräutersalz, Pfeffer   *1 Scheibe Vollkornbrot*

Den Magerquark mit der Milch und den Kräutern verrühren. Mit
Kräutersalz und Pfeffer abschmecken. Radieschen, Weintrauben
sowie Salat putzen und waschen. Zusammen mit dem Kräuterquark anrichten. Dazu Vollkornbrot.

ZWISCHENMAHLZEIT

1 Birne (ca. 140 g)

ca. 330 kcal / 22 g E / 3 g F / 55 g KH

ABENDESSEN

Rinderfilet auf Kartoffelrösti mit Gemüse

100 g Brokkoli	*Salz, Pfeffer*
100 g Champignons	*1/2 Zwiebel*
100 g Möhren	*1 EL Sonnenblumenöl*
120 g Kartoffeln	*100 g Rinderfilet*

Brokkoli putzen, waschen und in kleine Röschen teilen, die Pilze putzen und blättrig schneiden. Möhren und Kartoffeln schälen, die Kartoffeln grob raspeln, salzen und pfeffern. Die Möhren in feine Scheiben schneiden. Die Zwiebel schälen und fein hacken. Die Hälfte des Öls in einer beschichteten Pfanne erhitzen, die Zwiebel darin anschwitzen, dann die Kartoffeln dazu geben und zu einem Rösti ausbraten. Herausnehmen und warm stellen. Das Gemüse in die Pfanne geben und einige Minuten garen. Ebenfalls herausnehmen und warm stellen. Das Rinderfilet im restlichen Öl pro Seite etwa 4 Minuten braten. Das Filet salzen und pfeffern und alles zusammen auf einem Teller anrichten.

ca. 366 kcal / 28 g E / 14 g F / 31 g KH

Gesamt:
ca. 1005 kcal / 59 g E / 25 g F / 134 g KH

12. Vorschlag 1000 Kalorien

FRÜHSTÜCK

Quarkbrot

3 EL Magerquark   *1/2 Bund Schnittlauch, in Röllchen*
etwas Mineralwasser   *1 Scheibe Vollkornbrot*
Kräutersalz

Magerquark mit etwas Mineralwasser und Kräutersalz verquirlen, Schnittlauch untermischen und die Masse auf das Vollkornbrot streichen.

ZWISCHENMAHLZEIT

250 ml frisch gepresster Orangensaft

ca. 241 kcal / 8 g E / 1 g F / 47 g KH

MITTAGESSEN

Gemüseplatte mit Currydip

100 g Rosenkohl   *1 TL Diätmargarine*
50 g grüne Bohnen   *60 g Joghurt (1,5 % Fett)*
100 g Möhren   *80 g Magerquark*
100 g Blumenkohl   *1 EL gemischte Kräuter*
100 g Frühlingszwiebeln   *Salz, Pfeffer, Currypulver*
50 ml Gemüsebrühe   *1 Roggenbrötchen*

Alle Gemüsesorten waschen und putzen bzw. schälen. Rosenkohl, Bohnen und zerteilten Blumenkohl etwa 4 Minuten in der Gemüsebrühe garen, anschließend mit kaltem Wasser abschrecken. Möhren in Scheiben, Frühlingszwiebeln in Ringe schneiden und beides in einer beschichteten Pfanne in der Margarine bei mittlerer Hitze anschwitzen. Joghurt, Magerquark sowie Kräuter verrühren und mit Salz, Pfeffer und Curry abschmecken. Das

Gemüse anrichten und den Currydip dazu reichen. Dazu ein Roggenbrötchen.

200 g Johannisbeeren

ca. 374 kcal / 10 g E / 10 g F / 54 g KH

Lammrückenfilet im Kräutermantel

100 g Kartoffeln	*1 Scheibe Weißbrot vom Vortag*
1 mittelgroße Zwiebel	*1 TL gemischte Kräuter, 1 TL Senf*
1 große Tomate	*150 g Lammrückenfilet*
100 g Brechbohnen	*1 TL Sonnenblumenöl*
Salz, Pfeffer	*Kräutersalz, Bohnenkraut*

Kartoffeln mitsamt Schale kochen. Zwiebel schälen und fein hacken. Tomate waschen, vom Stielansatz befreien, vierteln und entkernen. Bohnen putzen, waschen und in Salzwasser etwa 4 Minuten garen, dann kalt abschrecken. Backofen auf 180 °C vorheizen. Weißbrot fein reiben, mit den Kräutern und dem Senf vermengen. Lammrückenfilet salzen und pfeffern und in einer beschichteten Pfanne ohne Fettzugabe beidseitig bei mittlerer Hitze anbraten. Dann mit der Kräuterpaste bestreichen und im Ofen etwa 6 Minuten braten. Die Margarine in der Pfanne erhitzen und die Zwiebel darin anschwitzen. Bohnen und Tomate zufügen und andünsten. Mit Kräutersalz, Pfeffer und Bohnenkraut würzen. Inzwischen die Kartoffeln pellen und in Scheiben schneiden. Alles anrichten.

ca. 380 kcal / 37 g E / 15 g F / 32 g KH

Gesamt:
ca. 995 kcal / 55 g E / 26 g F / 133 g KH

13. Vorschlag 1000 Kalorien

FRÜHSTÜCK
Heidelbeerquark

150 g Magerquark   *1 EL Haferflocken*
etwas Mineralwasser   *200 g Heidelbeeren*

Den Magerquark mit etwas Mineralwasser verquirlen, dann Haferflocken und Heidelbeeren unterrühren.

ZWISCHENMAHLZEIT

1 Scheibe Knäckebrot   *100 g Honigmelone*
1 TL Honig

ca. 278 kcal / 17 g E / 2 g F / 45 g KH

MITTAGESSEN
Chicorée-Tofu-Salat

100 g Chicorée   *50 g Radicchio, 50 g Radieschen*
2 EL Zitronensaft   *80 g Joghurt (1,5 % Fett)*
1 Orange (ca. 140 g)   *etwas milder Essig, Salz, Pfeffer*
80 g Tofu   *1 TL Dill, gehackt*
80 g Sojasprossen   *1 Scheibe Roggenbrot*

Den Chicorée vom bitteren Strunk befreien, in einzelne Blätter teilen, waschen und putzen, in breite Streifen schneiden und mit dem Zitronensaft marinieren. Die Orange schälen und das Fruchtfleisch klein schneiden. Den Tofu würfeln und mit dem Chicorée mischen. Sojasprossen heiß abspülen, Radicchio waschen und putzen, Radieschen putzen, waschen und in Scheibchen schneiden. Alle Salatzutaten vermengen. Aus Joghurt, Essig, Salz, Pfeffer sowie Dill eine Sauce rühren und den Salat damit marinieren.

ZWISCHENMAHLZEIT

200 g Kirschen

ca. 429 kcal / 20 g E / 7 g F / 70 g KH

ABENDESSEN

Rotbarbenfilet auf buntem Paprikagemüse

200 g rote, grüne und gelbe   *Salz*
* Paprikaschoten*   *1 TL Kapern*
1/2 Zwiebel   *1 TL Diätmargarine*
1/2 Knoblauchzehe   *1 TL gemischte Kräuter*
1 TL Olivenöl   *2 dünne Scheiben Baguette*
100 g Rotbarbenfilet

Backofen auf 200 °C vorheizen. Paprikaschoten putzen und waschen, Zwiebel schälen. Beides würfeln. Knoblauch schälen und fein hacken. Olivenöl erhitzen und Paprikaschoten, Zwiebel und die Hälfte des Knoblauchs darin dünsten. Das Rotbarbenfilet waschen, salzen und zerkleinern. Bei mittlerer Hitze in einer beschichteten Pfanne etwa 3 Minuten anbraten, dann die Kapern dazu geben. Aus Margarine, Kräutern und restlichem Knoblauch einen Kräuteraufstrich bereiten. Baguette damit bestreichen und im Ofen etwa 2 Minuten überbacken. Alles zusammen servieren.

ca. 286 kcal / 24 g E / 14 g F / 15 g KH

Gesamt:
ca. 993 kcal / 61 g E / 23 g F / 130 g KH

14. Vorschlag 1000 Kalorien

FRÜHSTÜCK

Kressebrot

2 EL fettarmer Frischkäse
1 TL Tomatenmark
Kräutersalz

1 Scheibe Vollkornbrot
3 EL Kresse

Den Frischkäse mit dem Tomatenmark vermischen und mit Kräutersalz würzen. Auf das Vollkornbrot streichen und alles mit Kresse belegen.

ZWISCHENMAHLZEIT

100 g Weintrauben

ca. 297 kcal / 8 g E / 8 g F / 29 g KH

MITTAGESSEN

Honigmelone mit Parmaschinken und Apfel-Sellerie-Salat

70 g Apfel
60 g Sellerie
1 EL Zitronensaft
Kräutersalz
Pfeffer

3 Blätter Radicchio
100 g Honigmelone, in Spalten
1 Scheibe Parmaschinken
1 EL Kresse
1 Scheibe Roggenbrot

Apfel und Sellerie schälen, beides in feine Streifen schneiden. Mit Zitronensaft, Salz und Pfeffer marinieren. Radicchio waschen, teilen und darunter mischen. Melone und Parmaschinken anrichten. Den Salat mit Kresse bestreuen und alles zusammen servieren.

ZWISCHENMAHLZEIT

50 g Joghurt (1,5% Fett)   *70 g Apfel, in Stücken*
1 EL Müslimischung

Die Zutaten gut vermengen.

ca. 370 kcal / 12 g E / 11 g F / 57 g KH

ABENDESSEN

Eglifilet mit Kapern und Zitronenbutter

200 g Kartoffeln   *150 g Eglifilet (ersatzweise*
Salz   *Zanderfilet)*
150 g Blattspinat   *1 TL Butter*
1/2 Zwiebel   *2 EL Zitronensaft*
1/2 kleine Knoblauchzehe   *1 TL Kapern*
                                 1 TL Petersilie, gehackt

Kartoffeln schälen, würfeln und in Salzwasser garen. Spinat putzen und waschen. Zwiebel und Knoblauch schälen, beides fein hacken. Eine beschichtete Pfanne erhitzen und die Zwiebelwürfel darin anbraten. Spinat dazugeben und 5 Minuten dünsten. Mit Salz, Pfeffer und Knoblauch würzen. Das Eglifilet waschen, salzen, in etwas Butter bei schwacher Hitze 5 Minuten anbraten. Zitronensaft und Kapern mit der restlichen Butter verrühren. Spinat, Kartoffeln und Eglifilet anrichten, den Fisch mit der Kapernbutter beträufeln, alles mit Petersilie bestreuen.

ca. 349 kcal / 35 g E / 7 g F / 35 g KH

Gesamt:
ca. 1016 kcal / 55 g E / 26 g F / 121 g KH

15. Vorschlag 1000 Kalorien

FRÜHSTÜCK
Exotische Buttermilch

1 Kiwi   *1 Stück Vanilleschote*
1/2 Mango   *250 ml Buttermilch*

Das Obst schälen und klein schneiden. Die Vanilleschote aufschlit-
zen, das Mark herauskratzen, zusammen mit den Obststücken
pürieren. Das Püree mit der Buttermilch verrühren.

ZWISCHENMAHLZEIT

100 g Joghurt (1,5 % Fett)   *70 g Apfel, in Stücken*
1 EL Müsli

ca. 288 kcal / 15 g E / 5 g F / 53 g KH

MITTAGESSEN
Bohnensalat mit Gerste

2 EL Gerste   *Salz, Pfeffer*
1 mittelgroße Tomate   *1 TL Olivenöl*
3 Blätter Kopfsalat   *1 TL milder Essig*
2 Blätter Radicchio   *1 TL Senf*
4 Blätter Chicorée   *1 TL Schnittlauchröllchen*
100 g grüne Bohnen   *2 EL rote Zwiebelringe*

Die Gerste 1 Stunde in Wasser einweichen, dann abgießen und in
200 ml Wasser etwa 1 Stunde leicht sprudelnd kochen. Die Tomate
waschen, vom Stielansatz befreien und in Scheiben schneiden. Die
Salate putzen, waschen und in Stücke zupfen. Zusammen mit der
Tomate auf einem Teller auslegen. Bohnen waschen, putzen und
in Salzwasser etwa 4 Minuten garen. Aus Öl, Essig, Senf, Pfeffer
und Schnittlauch eine Sauce rühren. Bohnen und Gerste abgie-

ßen, mit der Sauce marinieren und auf den Salat setzen. Alles mit Zwiebelringen garnieren.

ZWISCHENMAHLZEIT

125 g Mango   *200 g Papaya*

ca. 296 kcal / 10 g E / 7 g F / 49 g KH

ABENDESSEN
Gefüllte Kalbsröllchen mit Zuckererbsen

100 g Kartoffeln	*1 EL warme, fettarme Milch*
Salz, Pfeffer	*$1/2$ Ei*
$1/3$ Zucchini, $1/2$ Möhre	*150 g Kalbsschnitzel*
80 g Zuckererbsen	*$1/2$ TL Petersilie, gehackt*
70 ml Gemüsebrühe	*$1/2$ TL Zitronenmelisse, gehackt*
1 Scheibe Weißbrot vom Vortag	*1 TL Öl, 50 ml Kalbsfond*

Kartoffeln schälen, würfeln und in Salzwasser garen. Das Gemüse waschen und putzen. Zucchini und Möhre in schmale Streifen schneiden und mit den Zuckererbsen in der Gemüsebrühe etwa 3 Minuten kochen. Zuckererbsen warm halten. Weißbrot würfeln, in der Milch einweichen und ausdrücken, Ei dazu geben und mit Kräutern, Salz und Pfeffer würzen. Das Kalbsschnitzel dünn klopfen, die Brotmasse sowie Möhre und Zucchini daraufgeben und das Fleisch aufrollen. Mit einem Zahnstocher feststecken und bei mittlerer Hitze im Fett kurz anbraten, mit Kalbsfond aufgießen und alles etwa 7 Minuten garen. Roulade auf einem Teller anrichten, mit etwas Fond, Zuckererbsen und Kartoffelwürfeln servieren.

ca. 417 kca / 35 g E / 21 g F / 39 g KH

Gesamt:
ca. 1001 kcal / 59 g E / 33 g F / 141 g KH

16. Vorschlag 1000 Kalorien

FRÜHSTÜCK

Apfel-Zimt-Müsli

180 g Dickmilch   *1 1/2 EL Haferflocken*
70 g Apfel, in Stücken   *Zimtpulver*

Dickmilch, Apfelstücke und Haferflocken vermengen. Mit Zimtpulver bestäuben.

ZWISCHENMAHLZEIT

2 Stück Zwieback

ca. 275 kcal / 13 g E / 7 g F / 39 g KH

MITTAGESSEN

Zucchini-Alfalfa-Salat

1 1/2 EL Weizenkörner   *2 EL Alfalfasprossen*
1 mittelgroße Zwiebel   *1 TL Olivenöl*
1/4 Fenchelknolle   *1 TL milder Essig*
1 kleine Zucchini   *Salz, Pfeffer*
80 g Radieschen   *1 TL Kresse*

Den Weizen über Nacht in Wasser einweichen. Etwa 15 Minuten sprudelnd kochen und dann auf ausgeschalteter Herdplatte ausquellen lassen. Zwiebel schälen und in Ringe schneiden. Fenchel, Zucchini sowie Radieschen putzen und waschen. Fenchel und Zucchini in Streifen, Radieschen in Scheiben schneiden. Sprossen heiß abspülen. Aus Öl, Essig, Salz und Pfeffer eine Sauce rühren. Weizenkörner, Zwiebel, Zucchini und Fenchel darin marinieren. Dann Radieschen, Sprossen und Kresse unter den Salat heben.

ZWISCHENMAHLZEIT

1 Banane

ca. 279 kcal / 9 g E / 7 g F / 52 g KH

ABENDESSEN

Überbackenes Truthahnschnitzel mit Reis

2 EL Reis	*70 g Truthahnschnitzel*
Salz	*Pfeffer*
50 g Endiviensalat	*1 mittelgroße Tomate*
50 g Chicorée	*1 dünne Scheibe Gouda*
50 g Lollo Rosso	*1 TL Distelöl*
50 g Paprikaschote	*1 TL milder Essig*

Reis in etwas Salzwasser etwa 15 Minuten kochen. Backofen auf 180 °C vorheizen. Salate und Paprikaschote putzen, waschen und klein schneiden. Truthahnschnitzel salzen und pfeffern und bei mittlerer Hitze in einer beschichteten Pfanne 5 Minuten braten. Die Tomate waschen, vom Stielansatz befreien, in Scheiben schneiden und das Schnitzel damit belegen. Die Käsescheibe darüber legen und das Ganze im Ofen kurz überbacken. Aus Öl, Essig, Salz und Pfeffer eine Sauce rühren und den Salat damit marinieren. Zusammen mit dem Schnitzel und dem Reis servieren.

ca. 261 kcal / 24 g E / ca. 10 g F / 20 g KH

Gesamt:
ca. 815 kcal / 46 g E / 24 g F / 111 g KH

17. Vorschlag 1000 Kalorien

FRÜHSTÜCK

Bananenmilch

1 Banane (ca. 130 g), in Scheiben *100 ml Wasser*
200 ml Milch (1,5 % Fett) *etwas Zitronensaft*

Alle Zutaten in einen Mixer geben und vermengen.

ZWISCHENMAHLZEIT

125 g frische Ananas

ca. 280 kcal / 8 g E / 4 g F / 51 g KH

MITTAGESSEN

Poulardensandwich

100 g Poulardenbrust *Currypulver, Ingwerpulver*
Salz, Pfeffer *1 Scheibe Vollkornbrot*
1 TL Butter *3 Blätter Eisbergsalat*
2 EL fettarmer Frischkäse *125 g Ananas, in Scheiben*

Die Poulardenbrust etwas salzen und pfeffern. In Butter ausbraten, anschließend abkühlen lassen und in Scheiben schneiden. Den Frischkäse mit etwas Curry- sowie Ingwerpulver und Pfeffer würzen und auf das Brot streichen. Darauf dann Salatblätter, Ananasscheiben und die in Scheiben geschnittene Poulardenbrust legen.

ZWISCHENMAHLZEIT

200 ml Tomatensaft

ca. 428 kcal / 32 g E / 14 g F / 52 g KH

ABENDESSEN

Roggentortillas mit Quark-Schnittlauch-Sauce

60 g Magerquark	*1/2 Paprikaschote*
80 ml Milch	*1 kleine Schalotte*
1 EL Schnittlauchröllchen	*2 EL Roggenkeimlinge*
2 EL Weizenmehl	*(aus dem Reformhaus)*
1/2 Ei	*1 TL Butter*

Den Quark mit 4 Esslöffeln Milch und der Hälfte des Schnittlauchs vermischen. Das Mehl mit der restlichen Milch und dem Ei vermengen. Paprikaschote putzen, waschen und würfeln, Schalotte schälen und grob hacken. Beides in einer beschichteten Pfanne zusammen mit den Roggenkeimlingen kurz andünsten. Das gedünstete Gemüse unter den Teig mischen, kleine Tortillas daraus formen und in Butter ausbacken. Auf einem Teller anrichten und mit Schnittlauchsauce übergießen. Restlichen Schnittlauch darüber streuen.

ca. 290 kcal / 19 g E / 10 g F / 32 g KH

Gesamt:
ca. 998 kcal / 59 g E / 28 g F / 135 g KH

Rezepte für Berufstätige

Wenn Sie berufstätig sind, ist es sicher nicht immer möglich, mittags eine Mahlzeit nach unseren Empfehlungen zuzubereiten. Nachstehend finden Sie die Rezepte für eine kalte Mittagsmahlzeit, die leicht zuzubereiten ist, die Sie mitnehmen können und die in unseren Kalorienplan passt. Sie besteht aus einem belegten Brot, einem Stück Obst und einem Joghurt.

Vorschläge für das belegte Brot:

Eine Scheibe Vollkornbrot
bestreichen mit: *belegen mit:*
1 TL Senf oder   1 dünne Scheibe gekochter
1 TL Meerrettich oder   Schinken (ohne Fettrand)
1 TL Tomatenmark   oder
                                      1 Scheibe Geflügelwurst oder
                                      1 Scheibe Käse (30% Fett)

darauf: *dazu:*
Salatblätter oder   1 großen Apfel oder
1 kleine Tomate   2 kleine Birnen oder
 in Scheiben geschnittene   1 Orange oder
    Gurke und Kresse   1 große Kiwi

Sowie einen kleinen Becher fettarmen Joghurt (150 g).

Gesamtnährstoffgehalt der Mittagsmahlzeit (Ca.-Angaben):

300 kcal / 11 g E / 8 g F / 60 g KH

Wenn Sie einmal im Restaurant essen wollen

Sie können natürlich während der Diät auch in einem Restaurant essen. Wir haben deshalb eine Vereinbarung mit der Restaurantkette »Wienerwald« getroffen, die in jeder größeren deutschen Stadt Filialen hat. »Wienerwald« hat speziell für Ihre KalorienStufe entsprechende Gerichte zusammengestellt.

Im folgenden finden Sie Tagesmenüs der 600-, 800- und 1000-Kalorien-Stufe mit einem ausgewählten Mittagsmenü vom »Wienerwald«.

600 Kalorien (1)

FRÜHSTÜCK

Quarkbrot

1 Scheibe Vollkornbrot   *2 EL Diätmarmelade*
50 g Magerquark   *1/2 Birne*

Das Vollkornbrot mit Magerquark und Marmelade bestreichen. Die Birne extra verzehren.

ZWISCHENMAHLZEIT

1/2 Birne   *1 Mandarine*

ca. 264 kcal / 11 g E / 2 g F / 45 g KH

MITTAGESSEN   *»Wienerwald« Mittagsmenü:*
Hühnerbouillon mit Nudeln
dazu: 1/2 Brötchen

ZWISCHENMAHLZEIT

200 ml Buttermilch

ca. 190 kcal / 12 g E / 2 g F / 31 g KH

ABENDESSEN

Sojasprossen-Tomaten-Toast

70 g Sojasprossen   *1 EL geriebener Gouda*
1 mittelgroße Tomate   *1 TL Petersilie, gehackt*
1 Scheibe Vollkornbrot

Den Backofen auf 180 °C vorheizen. Die Sojaprossen heiß abspülen, abtropfen lassen und klein schneiden. Die Tomate waschen, vom Stielansatz befreien und in Scheiben schneiden. Das Brot toasten und mit Tomatenscheiben belegen. Im Ofen etwa 5 Minuten überbacken, herausnehmen und mit Petersilie bestreuen.

ca. 174 kcal / 10 g E / 4 g F / 23 g KH

Gesamt:
ca. 628 kcal / 33 g E / 8 g F / 99 g KH

600 Kalorien (2)

FRÜHSTÜCK

Himbeerdickmilch

100 g Himbeeren   *200 g fettarme Dickmilch*

Die Himbeeren mit der Dickmilch gut vermischen.

ZWISCHENMAHLZEIT

2 Stück Zwieback

ca. 131 kcal / 9 g E / 1 g F / 23 g KH

MITTAGESSEN *»Wienerwald« Mittagsmenü:*
Hühnersuppentopf

ZWISCHENMAHLZEIT

200 ml Apfelsaft

ca. 273 kcal / 13 g E / 12 g F / 29 g KH

ABENDESSEN
Salatteller mit Shrimps

80 g Grönlandshrimps	*100 g Gurke*
2 EL Zitronensaft	*60 g Joghurt (1,5 % Fett)*
60 g Friséesalat, 100 g Chicorée	*etwas milder Essig*
80 g Eissalat	*Salz, Pfeffer, 1 TL Dill, gehackt*
100 g rote Paprikaschote	*1 Scheibe Knäckebrot*

Die Shrimps in Zitronensaft marinieren. Die Salate putzen und waschen. Paprikaschote und Gurke putzen, waschen und klein schneiden. Shrimps, Salate, Paprikaschote und Gurke in einer Schüssel vermengen. Den Joghurt mit Essig, etwas Salz, Pfeffer und Dill verrühren. Den Salat damit marinieren. Dazu Knäckebrot.

ca. 205 kcal / 23 g E / 4 g F / 16 g KH

Gesamt:
ca. 609 kca / 44 g E / 17 g F / 68 g KH

---

800 Kalorien (1)

FRÜHSTÜCK

Heidelbeerjoghurt

150 g Joghurt (1,5% Fett)   *100 g Heidelbeeren*

Joghurt und Heidelbeeren vermischen.

ZWISCHENMAHLZEIT

1 Kiwi

ca. 185 kcal / 7 g E / 1 g F / 24 g KH

MITTAGESSEN *»Wienerwald« Mittagsmenü:*
$^1/_2$ Grillhendl
dazu: 200 ml Apfelsaft

ZWISCHENMAHLZEIT

200 g Aprikosen

ca. 537 kcal / 46 g E / 21 g F / 44 g KH

ABENDESSEN

Schwarzwurzelsalat

100 g Schwarzwurzeln,   *1 TL Distelöl*
* tiefgefroren*   *1 TL geriebene Mandeln*
$^1/_2$ Tomate, 1 EL Brunnenkresse   *1 TL milder Essig*
2 EL Rettichsprossen   *Salz, Pfeffer*

Die Schwarzwurzeln nach Packungsanleitung garen. Tomate waschen, vom Stielansatz befreien und klein schneiden. Salate putzen, waschen und in mundgerechte Stücke zupfen. Tomate und Salate mit den warmen Schwarzwurzeln vermengen. Aus Öl, Mandeln, Essig, Salz und Pfeffer ein Dressing rühren. Den Salat damit marinieren.

ca. 105 kcal / 4 g E / 8 g F / 3 g KH

Gesamt:
ca. 805 kcal / 57 g E / 30 g F / 71 G KH

800 Kalorien (2)

FRÜHSTÜCK

Cornflakes mit Brombeeren
50 g Cornflakes   *150 g Dickmilch*
100 g Brombeeren

Cornflakes und Brombeeren in einer Schüssel vermischen. Das Ganze mit Dickmilch übergießen.

ZWISCHENMAHLZEIT

1 Mandarine

ca. 147 kcal / 6 g E / 1 g F / 24 g KH

MITTAGESSEN *»Wienerwald« Mittagsmenü:*
Chickenburger (nur im Straßenverkauf erhältlich)
dazu: 200 ml Orangensaft

ZWISCHENMAHLZEIT

3 Butterkekse

ca. 606 kcal / 19 g E / 24 g F / 73 g KH

ABENDESSEN

Rohkostsalat

100 g Kohlrabi   *etwas Zitronensaft*
1 mittelgroße Möhre   *1 TL Petersilie, gehackt*
3 Blätter Lollo Rosso   *Kräutersalz*
50 g Joghurt (1,5 % Fett)   *Pfeffer*

Kohlrabi und Möhren schälen und fein raspeln. Lollo Rosso putzen, waschen, in Stücke zupfen und mit den Gemüseraspeln vermengen. Aus Joghurt, Zitronensaft, Petersilie, Kräutersalz und Pfeffer eine Sauce rühren und mit dem Salat vermischen.

ca. 64 kcal / 5 g E / 1 g F / 11 g KH

Gesamt:
ca. 817 kcal / 20 g E / 26 g F / 108 g KH

800 Kalorien (3)

FRÜHSTÜCK

Birnenquark

125 g Quark   *70 g Birne, in Stücken*

Die Zutaten gut vermischen.

ZWISCHENMAHLZEIT

200 g Weintrauben

ca. 269 kcal / 19 g E / 1 g F / 46 g KH

MITTAGESSEN *»Wienerwald« Mittagsmenü:*
1/4 Hendl und 1 kleiner Salat mit 50 g Salatsauce (etwa 3 EL)

ZWISCHENMAHLZEIT

150 ml fettarme Dickmilch

ca. 437 kcal / 29 g E / 27 g F / 19 g KH

ABENDESSEN

Tomatensuppe

100 g vollreife Tomaten	*1 TL Butter, 1 EL Lauchringe*
2 EL Zwiebelwürfel	*1 TL Basilikum, grob gehackt*
1 EL Karottenwürfel	*100 ml fettfreie Gemüsebrühe*
1 EL Selleriewürfel	*Salz, Pfeffer, 1 Scheibe Knäckebrot*

Die Tomaten waschen, vom Stielansatz befreien und vierteln. Zwiebel-, Karotten- und Selleriewürfel etwa 3 Minuten in der Butter anschwitzen, dann Lauchringe und Basilikum zugeben. Die Tomaten hinzufügen, mit der Gemüsebrühe auffüllen und das Ganze etwa 20 Minuten köcheln lassen. Anschließend pürieren und mit etwas Salz und Pfeffer abschmecken. Dazu Knäckebrot.

ca. 91 kcal / 2 g E / 4 g F / 9 g KH

Gesamt:
ca. 797 kcal / 50 g E / 32 g F / 74 g KH

Falls Sie das »Wienerwald«-Mittagsmenü im Rahmen eines 1000-Kalorien-Tages essen möchten, fügen Sie einfach folgende Zutaten hinzu:

zum Frühstück: 2 EL Haferflocken

zum Mittagessen: 200 ml Orangensaft

zum Abendessen: eine zweite Scheibe Knäckebrot

Gesamtnährwert:
ca. 987 kcal / 54 g E / 34 g F / 113 g KH

1000 Kalorien (1)

FRÜHSTÜCK

Radieschenbrot

50 g Quark   *2 Scheiben Knäckebrot*

etwas Mineralwasser   *$1/2$ Bund Radieschen*

Salz, Pfeffer

Den Quark mit etwas Mineralwasser verquirlen, mit etwas Salz und Pfeffer würzen und auf die Knäckebrote streichen. Radieschen waschen, putzen und in feine Scheiben schneiden. Die Quarkbrote damit belegen.

ZWISCHENMAHLZEIT

$1/2$ Apfel   *1 Kiwi*

1 Orange   *etwas Zitronensaft*

Das Obst schälen, klein schneiden, miteinander vermengen und mit etwas Zitronensaft abschmecken.

ca. 258 kcal / 11 g E / 2 g F / 50 g KH

MITTAGESSEN *»Wienerwald« Mittagsmenü:*
Rotes Pfefferhendl
dazu: 1 Tomate und 200 ml Orangensaft

ZWISCHENMAHLZEIT

1/2 Apfel   *etwas Zitronensaft*
100 g Lauch   *Salz, Pfeffer*
3 EL Joghurt (1,5 % Fett)

Apfel und Lauch waschen, putzen und fein schneiden. Aus Joghurt, etwas Zitronensaft, Salz und Pfeffer eine Sauce rühren und zur Rohkost geben.

ca. 655 kcal / 50 g E / 27 g F / 51 g KH

ABENDESSEN

Bunter Salat

50 g Endiviensalat   *1/2 Bund Radieschen*
50 g Lollo Rosso   *1 TL Olivenöl*
50 g Möhren   *1 TL milder Essig*
50 g Gurke   *Kräutersalz, Pfeffer*
50 g Tomate   *2 EL Kresse*

Salate waschen und putzen. Möhren und Gurken schälen und in feine Scheiben schneiden. Tomaten und Radieschen waschen und klein schneiden. Aus Olivenöl, Essig, Kräutersalz, Pfeffer und Kresse eine Sauce rühren und über den Salat geben.

ca. 73 kcal / 5 g E / 1 g F / 11 g KH

Gesamt:
ca. 986 kcal / 66 g E / 30 g F / 112 g KH

1000 Kalorien (2)

FRÜHSTÜCK

Erdbeerdickmilch

200 g fettarme Dickmilch   *100 g Erdbeeren, geviertelt*

Dickmilch und Erdbeeren vermengen.

ZWISCHENMAHLZEIT

1 Orange

ca. 163 kcal / 9 g E / 1 g F / 29 g KH

MITTAGESSEN   *»Wienerwald« Mittagsmenü:*
Spätzlepfanne

ZWISCHENMAHLZEIT

125 g Ananas   *125 g Mango*

ca. 649 kcal / 27 g E / 33 g F / 60 g KH

ABENDESSEN

Feldsalat

100 g Feldsalat   *50 g Joghurt (1,5 % Fett)*
1/2 Bund Radieschen   *etwas Zitronensaft*
50 g Champignons   *Kräutersalz, Pfeffer*
1/2 Zwiebel   *1 Roggenbrötchen*

Feldsalat putzen und waschen. Radieschen und Champignons putzen und in feine Scheiben schneiden. Zwiebel schälen und fein würfeln. Die Salatzutaten vermengen. Aus Joghurt, etwas Zitronensaft, Kräutersalz und Pfeffer eine Sauce rühren und zum Salat geben. Dazu ein Roggenbrötchen.

ca. 149kcal / 9 g E / 2 g F / 26 g KH

Gesamt:
ca. 961 kcal / 47 g E / 36 g F / 115 g KH

Die Übergangsphase

Sind Sie am Ende der vorgegebenen 1000-Kalorien-Rezepte angelangt, müssen Sie Ihren Tageskaloriengehalt Ihrem normalen Bedarf anpassen. Um nicht einen Rebound-Effekt zu produzieren, der Ihr Gewicht in kürzester Zeit wieder in die Höhe treiben würde, ist es wichtig, den Kaloriengehalt sehr langsam zu steigern. Dies geschieht in Form von 100-Kalorien-Portionen, die Sie Ihren 1000-Kalorien-Menüs zufügen und Woche für Woche steigern, bis Sie Ihre persönliche Kalorienzahl erreicht haben. Diese 100-Kalorien-Portionen sollten aus Kohlenhydraten wie Obst, Gemüse und Getreideprodukten bestehen. Im folgenden finden Sie eine Liste mit Portionen, die jeweils ca. 100 Kalorien enthalten:

Gemüse (roh):	Brokkoli 420 g	Gurken 770 g
Artischocke 200 g	Brunnenkresse 480 g	Gurken (eingelegt)
Aubergine 480 g	Chicorée 910 g	590 g
Bambussprossen	Chinakohl 910 g	Kartoffel 140 g
300 g	Endivien 830 g	Knollensellerie 450 g
Blattsellerie 430 g	Erbsen 144 g	Kohlrabi 400 g
Bleichsellerie 830 g	Feldsalat 830 g	Kopfsalat 1000 g
Blumenkohl 430 g	Fenchel 280 g	Kürbis 400 g
Bohnen, grün 290 g	Grünkohl 300 g	Lauch 420 g

Mais (Dose) 90 g
Mangold 430 g
Möhren 370 g
Paprika 500 g
Radieschen 770 g
Rettich 1000 g
Rhabarber 910 g
Rosenkohl 260 g
Rote Rübe 240 g
Rotkohl 480 g
Sauerkraut 630 g
Schwarzwurzel 710 g
Spargel 590 g
Spinat 670 g
Tomaten 590 g
Weißkohl 450 g
Wirsing 310 g
Zucchini 530 g
Zwiebel 300 g

Pilze:

Butterpilz 400 g
Champignon 670 g
Pfifferling 430 g
Steinpilz 290 g
Trüffel 180 g

Obst (roh):

Ananas 180 g
Apfel 190 g
Aprikose 200 g
Avocado 40 g
Banane 120 g
Birne 210 g
Brombeere 200 g

Dattel (getrocknet)
  40 g
Erdbeere 300 g
Feige 170 g
Feige (getrocknet)
  40 g
Granatapfel 200 g
Grapefruit 230 g
Heidelbeere 110 g
Himbeere 310 g
Holunderbeere 220 g
Honigmelone 190 g
Johannisbeere 260 g
Kirschen 170 g
Kiwi 200 g
Mandarine 220 g
Mango 180 g
Melone (grün) 400 g
Mirabelle 150 g
Nektarine 190 g
Olive (grün) 80 g
Olive (schwarz) 30 g
Orange 230 g
Papaya 770 g
Pfirsich 260 g
Pflaumen 200 g
Preiselbeeren 330 g
Rosinen 35 g
Stachelbeeren 210 g
Wassermelone 290 g
Weintrauben 140 g
Zitrone 250 g

**Getreide
  (ungekocht):**

Buchweizen 30 g
Gerste 30 g
Grünkern 30 g
Hafer 30 g
Haferflocken 30 g
Hirse 30 g
Reis 30 g
Roggen 40 g
Roggenflocken 30 g
Weizen 30 g

Getreideprodukte:

Butterkeks 20 g
Cornflakes 30 g
Früchtemüsli 30 g
Knäckebrot 30 g
Müslikeks 20 g
Nudeln 30 g
Pumpernickel 50 g
Roggenbrot 50 g
Spaghetti 30 g
Vollkornbrot 50 g
Vollkornnudeln 30 g
Vollkornzwieback 30 g
Weißbrot 40 g
Weizenmischbrot 40 g
Weizenbrötchen 40 g
Weizentoastbrot 40 g
Zwieback 30 g

Die Zeit nach der Diät

Um auch nach der Stufen-Diät das Gewicht langfristig zu halten, dürfen die täglich aufgenommenen Kalorien den Kalorienverbrauch nicht überschreiten. Dazu müssen Sie natürlich wissen, wie viele Kalorien Sie für Ihr neu erworbenes Körpergewicht benötigen. Das lässt sich ganz leicht ausrechnen:

Der Energiebedarf wird in Kalorien (kcal) und Kilo-Joule (kJ) berechnet. Er setzt sich zusammen aus Grund- und Leistungsumsatz. Der Grundumsatz beträgt pro Kilogramm Körpergewicht und Stunde ca. 1 kcal. = 4,2 kJ.

Zur Berechnung Ihres Energiebedarfs müssen Sie Ihr momentanes Körpergewicht mit 24 multiplizieren. Dazu sollten Sie noch etwa 150−200 Kalorien, wenn Sie keine schwere körperliche Arbeit zu verrichten haben und auch keinen Sport treiben, hinzuzählen. Die sich daraus ergebende Zahl entspricht in etwa Ihrem Tageskalorienbedarf.

Beispiel: Sie wiegen zur Zeit 70 Kilogramm. Pro Stunde verbrauchen Sie in Ruhe also etwa 70 Kalorien. 70 Kalorien pro Stunde mal 24 Stunden = 1640 Kalorien. Zu dieser Tageskalorienmenge zählen Sie noch den eventuellen Leistungsumsatz bei leichter Arbeit von etwa 200 Kalorien hinzu. Ihr täglicher Kalorienverbrauch liegt bei etwa 1840 Kalorien.

Treiben Sie noch zusätzlich Sport oder müssen Sie schwere körperliche Arbeit verrichten, dann ist diese Kalorienmenge noch entsprechend zu ergänzen.

Nach unseren Erfahrungen können Sie mit dieser Diät in der ersten Woche etwa sechs Pfund, in der zweiten etwa fünf Pfund und in der dritten und vierten Woche noch je vier Pfund Gewicht verlieren. In den folgenden Übergangswochen können Sie − je nach Ausgangsgewicht − noch einmal vier bis acht Pfund an Gewicht verlieren. Der Gewichtsverlust in der Übergangzeit hängt allerdings vom angestrebten Zielgewicht ab. Gibt es zwischen der Kalorienzufuhr nach Beendigung der Diät und dem Bedarf an Kalorien für das neue Zielgewicht nur geringe Unterschiede, dann wird die Gewichtsabnahme in der Übergangzeit gering sein, bei einer größeren Diskrepanz allerdings werden Sie auch in den ersten Wochen nach der Diät weiterhin gut abnehmen.

Achten Sie auf Kalorienfallen

Wir stellen immer wieder fest, dass im Rahmen der Diät und auch danach streng auf die Kalorienmenge der Hauptmahlzeiten geachtet wird. Kalorien, die in flüssiger Form eingenommen werden, leichtes Knabbergebäck und Schokolade werden dagegen unbeachtet gelassen. Dabei stecken gerade hier gefährliche Kalorienfallen. Natürlich sind gelegentliche Genüsse nach der Diät nicht völlig verboten, denn hin und wieder sind ein Stückchen Kuchen oder ein Stück Schokolade durchaus erlaubt, allerdings nicht täglich. Eine Bekannte kontrolliert ihre »kleinen Sünden« mit folgendem Trick: In ihrer Handtasche bewahrt sie eine Schachtel mit 10 Streichhölzern auf. Für jedes Naschen zwischendurch zündet sie ein Streichholz an. Sind alle Streichhölzer angezündet, dann ist auch ihr Kontingent an Naschereien für den Monat aufgebraucht. Zusätzliche Süßigkeits-Kalorien können Sie auch am gleichen Tag oder an den Tagen danach durch Sport verbrauchen. Bedenken Sie aber, dass Sie für eine Tafel Schokolade oder 100 Gramm geröstete Erdnüsse etwa eine Stunde joggen müssen.

Nahrungsmittel	Menge	kcal.	Joggingzeit in Min. (10 km/h)
Erdnüsse, geröstet	100 g	631	~ 65
Cola	0,3 l	130	~ 15
Export-Bier	0,5 l	235	~ 25
Haselnüsse	100 g	690	~ 70
Schokolade	100 g	565	~ 55

Anhang

Tabelle 1: Ergebnisprotokoll zur Stufen-Diät

Messwerte	Normwerte	Ihre Werte vor der Diät	Ihre Werte nach der Diät
Körpergewicht	s. Tabelle Seite 60		
Blutdruck	140/80 mmHg		
PWC	Männer: 1,5W/kgKG		
	Frauen: 1,25W/kgKG		
Gesamtcholesterin	180 – 200 mg/dl		
HDL-Chol.	Männer: > 55 mg/dl		
	Frauen: > 65 mg/dl		
LDL-Chol.	< 150 mg/dl		
Triglyceride	bis 125mg/dl		
Harnsäure	Männer: 3,5 – 6,5 mg/dl		
	Frauen: 2,5 – 5,7 mg/dl		
Glucose, nüchtern	70 – 90 mg/dl		

Tabelle 2: Verlaufsprotokoll Körpergewicht

Bitte fertigen Sie nach dem Muster Ihr persönliches Verlaufsprotokoll an.

Gewicht in kg	1. Tag	2. Tag	3. Tag	4. Tag	... bis 21. Tag	Diättag
80,0 kg						
79,5 kg						
79,0 kg						
78,5 kg						
78,0 kg						
77,5 kg						
.... kg						

1. Tragen Sie Ihr momentanes Gewicht (ohne Kleidung) in die linke Spalte ein. Die folgenden Spalten füllen Sie — bis zu Ihrem Wunschgewicht — wie angegeben aus, je Spalte 500 Gramm weniger.
2. Wiegen Sie sich in den folgenden Wochen täglich und tragen Sie das Ergebnis in die Tabelle wie angegeben ein. Verbinden Sie die einzelnen Messdaten, die Linie zeigt Ihren Gewichtsverlust während der Diät an.

Literatur

ANEMÜLLER, H.: Das Grunddiät-System, Stuttgart 1987

AXT, P., AXT, M.: Bleib doch einfach jung, München 1996

AXT, P., RUIS, C.: Gesund schlank werden — und schlank bleiben, Freiburg 1989

AXT, P., FUCHS, H.: Die Wandlungskraft des positiven Denkens, Fulda 1994

BÄSLER, K. H.: Die Bedeutung von Multivitaminpräparaten in Therapie und Prophylaxe, in: Pharmarecht, pmi-Verlag

BAYER, W., SCHMIDT, K. H.: Zur biomedizinischen Bedeutung von Zink. VitaMinSpur 3, 2 (1988) 113 — 124

BERTELSMANN STIFTUNG (Hrsg.): Mineralstoffe und Spurenelemente, Gütersloh 1992

BIESALSKI, H. K. u. a. (Hrsg.): Ernährungsmedizin, Stuttgart, New York 1995

COOPER, K. H.: Die neuen Gesundmacher — Antioxidantien, München 1995

DAK (Hrsg.): Gesund leben, o. J.

DEBRY, G.: Coffee and Health, Paris 1994

FAHRNER, H.: Fasten als Therapie, Stuttgart 1985

GNIECH, G.: Essen und Psyche, Heidelberg 1996

HEYDEN, S.: Hypertonie: Ernährung, Medikamente, Verhalten, München 1988

KINDERMANN, W., ROST, R.: Hypertonie, Bewegung, Sport, München 1991

LÜTZNER, H.: Wie neugeboren durch Fasten, München 1994

SCHÜNKE, G., KUHLMANN, D., LAU, W.: Orthomolekulare Medizin, Lürschau 1991

TRABOLD, A.: Risikogruppen und Faktoren für eine unzureichende Vitaminversorgung, Sindelfingen o. J.

PAULING, L.: Das Vitamin-Programm, München 1990

PFEIFFER, C. C.: Nährstoff-Therapie bei psychischen Störungen, Heidelberg 1991

PLINER, P., POLIVY, J., HERMAN, C. P., ZAKALUSNY, J.: Short-term intake of overweight individuals and normal weight dieters and non-dieters with and without choice among a variety of foods. Appetite 1: 203–213, 1980

ROLLS, B. J., VAN DUIJVENVOORDE, P. M., ROLLS, E. T.: Pleasantness changes and food intake in a varied four-course meal. Appetite 5: 337–348, 1984

ZUMKLEY, H., KISTERS, K.: Spurenelemente – Geschichte, Grundlagen, Physiologie, Klinik, Darmstadt 1990

Register

Rezepte